澳洲花晶國際培訓導師
倪英洭——著

花鑰心流

解鎖情緒印記
從身體契入心靈
活出幸福有力量的生命

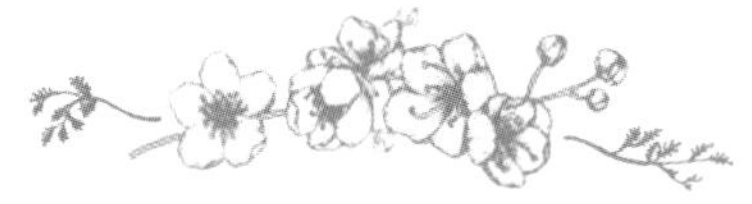

推薦序

從身體解心靈的結

李蓉

身體有記憶，過往所經歷的情境事件若未完整的化解經歷，在逃避或否認、壓抑、忽略、遺忘、投射的求生存機制下，背後試圖隱藏的心念觀點及情緒張力、負荷，都被完整的閉鎖在身體氣脈、神經迴路中，成為無意識的自動化反應，同時伴隨著過往創傷時刻所衍生的自我認同及當時的意識觀點，烙印成為一種驅動力，就像底片或生命內建的程式。

人們依循著壓抑在潛意識的印記重複相似的際遇，深刻影響關係、金錢、生命動力、創造、主導、自我負責的能力與身心健康。

創傷既然有著逃避抗拒機制，那也意味著我們同時切斷了與感知及當時真實情境的連結。但凡走過必留痕跡，身體如實如是的承載了這些未釋放的事件、情緒能量，以及個人所賦予的概念觀點與假設，並因此固化了個人化的信念模式，及對應外在世界的回應動力，時空似乎時刻往前推進，過往卻像封閉的回饋系統，始終在迴路中縈繞著。

《花鑰心流》的篇章像一條深遠的河流，從身體契入療癒的旅程，開啟可印證、可感知、可轉化揚升的身心共鳴、同步解鎖之旅。

身體是內在心靈與情緒的出口及承載的記憶庫，創傷烙印在身體，身體也給予療癒一個最簡捷直接的入徑。

書中的引領不只是知見理論的傳遞，每一位學員的轉化案例都以自己生命的蛻變，見證了固化的模式底片可以被瓦解，並超越自動化的制約牽引。儘管個案的故事不同，但心內渴望被認同、被接納欣賞、被愛的需求卻是相同的，這共同療癒的過程需要自身穿越過的療癒師，持續從愛中支持陪伴及引領。

令我深刻感動的是，《花鑰心流》讓我看見英洫一路走來的學習整合歷程，我與她相識超過十二年，一路看著她摸索碰撞到凝聚出一條清晰的療癒分享園地，在其中她也走過無力、迷茫、瓶頸及許多淚水的時刻，**書內細膩的引領化解情緒與關係和解、穿越信念的固著制約、跳脫防禦的行為模式，並來到如何將自己愛回來，找到真實美好的生命本質，若不是她先行走過，同步與夥伴攜手同行，又怎麼能在字裡行間透現出溫暖穿透、映照人心的頻率呢？**

覺知身體，開啟愛自己的無限旅程

透過聆聽身體信息與輕柔的關注連結，把心帶回身體的家並安住其中，放下既有的認知，好奇地探索生命脈動在身體無間斷的流動著。

或許，你將會更敏銳的覺知到身體蘊藏的多層次頻率，從厚實的身體具象結構、生理的疲憊、緊繃痠痛或輕盈舒暢，到心理情緒的起伏、氣脈能量的精微震動，心念的來來去去，或寬廣無垠的靈性空間……。

《花鑰心流》分享身心轉化的核心道路，透過高頻率的澳洲花晶，洗滌烙印在身體的印記，一步步撥雲見日，剝落舊有的內建底片迴路，重建生命藍圖。

邀請你融入書中的歷程，細細體會從身體到心靈整合所帶來的平安喜悅，在覺察、覺知、覺醒的道途上，體會靈性聖愛的美好。

心靈深處我們同處於無限的意識海洋中，你回返於內的身心照顧與愛，是給予自己、他人、宇宙最有愛的貢獻！

（本文作者為亞洲權威身心靈導師、澳洲彩光花晶研發創辦人）

推薦序

一切都與我們如何看待自己有關

林思伶

小洳老師邀我為她的新書《花鑰心流》寫個推薦序，我爽快的就允諾了，過程中又陷進了自己的印記和焦慮模式。就如本書的內容所描述的，是覺察的開始與療癒。

《花鑰心流》內容很豐富，是作者在個人作為療癒師及培訓療癒師的生涯中，協助並引導上千個個案、學員後的紀錄，文字誠懇，充滿了想要與大眾共好的熱切渴望。

本書根據：（1）身心是一個相互呼應的整體。（2）我們的身體反應心靈狀態。（3）當身體改變，我們內在的模式也會隨之轉化等三個循環信念而發展。其最關鍵的前提是「我們的情緒通常來自於觀點，而非來自事件」。

然而我們經常陷落在事件的發生，久久不能釋懷。作者說，我們的身體回應我們的每個心念：「觀點若不覺察，將會隨時影響我們對所有人事物的感受，而身體會接收，久而久之，觀點便固化成信念，而這些信念所造成的情緒，漸漸地改變了我們的身體，久了，內在模式也隨之固化。」

從出生到我們開始想要活得更好或更快樂的此刻，我們每個人已不知累積了多少沉重的記憶，「這些記憶留在身體，情緒阻塞在氣脈，我們的身體就容易承載沉重的負荷，呈現僵硬、發炎、滯水的狀態。」澳洲花晶的運用便是一個簡便有效的工具。

《花鑰心流》強調療癒必須是「身心系統同步更新的旅程」，因為我們的身體記得所有發生過的事，我們的神經系統曾經受過的刺激，形成神經迴路，迴路一旦形成就成為一種模式和慣性，影響我們日後對類似情境的回應，也留下我們對自己或對他人世界的認知和標籤，雖然這些認知不一定真確。

本書還說明**「我們身體反應出來的經常是潛意識」，所以療癒必須與身體連結；而從身體開始就是最真實的轉化之道。**誠如作者說：「每當呼吸和注意力回到當下這一刻，就只有身體的覺受和無念的澄明與寂靜。而我們只要把當下的感覺說出來，感覺痛，就讓這些痛，這些情緒徹底的被看見，被經驗，被用掉了，能量就消耗掉了！」

我曾上過作者的課，也有練習使用花晶的經驗，感謝那美好的過程。閱讀本書，讓那美好的體驗，從我記憶中鮮明跳出，就像書中那一個一個活生生的真實案例，那麼真切自然，而這也是我最喜歡這本書的地方。在本書，作者在每個概念後，一定有「舉例來說」**，這些「舉例來說」提供讀者一種「啊哈！」的經驗，讀著讀著，會不由自主的對照起自己的經驗，跟著練習，就好像把作者請回家，進行療癒般的自然和感到幸福。**

本書可以推薦的地方太多了，實在不該在這裡說太多，然而，在本書中作者特別提醒以療癒師作為助人工作的人，更要提醒警惕自己可能會帶著必須「作好人，說好話」等善良的面具，覺察其背後可能存有的恐懼、內疚感，或害怕被批評的潛意識；有意成為療癒師的人，更必須覺察這個面具，更需要建立和自己身體的健康連結。我在這段落感受到作者的自省和一致，很敬佩！

最後，**我願意分享澳洲花晶的使用，最重要的關鍵是讓我有機會正視並感受我身體裡的生命軌跡，認出我曾經凍結情緒或創傷而自動延續的模式，了解這件事，讓我建立了與自己身體重要和親密的再連結，原來，一切都與我如何看待自己有關。**

這本書，內容流動著誠懇、誠實與開放的氛圍。作者曾說她最最大的心願就是希望與大家共好，希望每個人都可以透過與身體的密切連結和療癒把自己重新愛回來！真喜歡！

我總認為成為自在而負責任的生命，就是我們每個人可以給世界最好的禮

物。無論如何，一切都與我們如何看待自己開始……

恭喜小泚老師，完成這份誠懇與和悅，**科學理性和感性影響兼具的有力作品！**祝福滿滿，獻給與此書同頻共振的讀者朋友們。

（本文作者現任靜宜大學校長，美國佛羅里達州立大學教育科技博士。曾任教育部政務次長、文藻外語大學校長，輔仁大學行政副校長、學術副校長、教育學院院長、教育領導與發展研究所長，以及靜宜大學監察人、輔英科技大學董事等教育行政要職。）

推薦序 從身體解心靈的結 李蓉 7

推薦序 一切都與我們如何看待自己有關 林思伶 11

出版緣起 「花晶療癒」引領你活出真實的自己 23

序章 如何真正「認識情緒」？——情緒來自觀點，身體會固化觀點 31

認識情緒三步驟 32

認識情緒的三大關鍵 37

PART 1 開啟身體之鑰 為什麼要從身體入手？

療癒是身心系統同步更新的旅程 41

每個被忽視、否認、壓抑和迴避的情緒感受，都會凍結在身體裡 43

何謂印記？它從何而來？ 44

身體如實承接創傷，導致氣脈阻塞 46

創傷印記是未消融的凍結能量 49

創傷印記對生命有何影響 50

所有疼痛背後，都有受傷時烙印下的觀點 54

真正的療癒，必須從身體和心靈同步解鎖 57

你有尚未療癒的創傷印記嗎？ 58

創傷的判斷方法與代間傳遞 59

身體記憶就是關係的底片 61

如何透過「花晶療癒」來改善 64

透由身體照顧心靈，最直接有效！ 66

帶著覺知和身體連結 67

身體感知練習 70

【花鑰Column 1】身體會影響人際互動關係？4招與痛苦的人際關係絕緣！ 73

PART 2 開啟心靈之鑰 You hold the key

KEY 1 **所有的關係都來自「自我關係」** 88

每個孩子在生命早期對母親的渴求，就是今生最初的烙印。
這種想回歸一體的動力，使得他們以盲目的方式對父母忠誠，
甚至背叛或傷害自己，或以身體病痛的方式與父母延續連結。

療癒並非追根究柢，而是當下化解與改變 91
透過持續的觀看和照顧，把自己愛回來 92
【案例】澳洲花晶療癒我的身心 94
【練習】正視並感受身體裡的生命軌跡 97
【花鑰心語】今天，我是否開始練習觀察身體的表達，並且有耐心的回應？ 102

KEY 2 療癒的關鍵，在於成為「內在父母」 103

身體記得的都是過去的感受和情緒，你正在陪伴的是過往被忽略的自己。無論是否能完全融入陪伴情緒，這都是與自己重逢的開始。

創傷的自動延續模式 105
【案例1】當女兒願意為自己負責，母親也跟著轉化成長 108
【案例2】一個月的花晶療癒，把自己愛回來的男子 111
【練習】跟身體回復「有感連結」 113
【花鑰心語】今天，我是否願意停下來五分鐘，專心呼吸，好好體察自己的感覺？ 123

KEY 3 透過身體來修復「內在小孩」，把自己重新愛回來 124

很多療癒的學派都會說要愛我們的「內在小孩」，但究竟要怎麼愛呢？身體是一個巨大的接收器，它會記錄一個人從小到大所有的經驗，

父母怎麼碰觸小孩，小孩也會習慣用同樣的方式碰觸自己，
這等於是身體習慣被對待的「底片」。

如何透過身體來修復「內在小孩」？ 126

【案例】揮別柔弱少女感，擁抱成熟女性能量 129

【練習】從受害提升到負責 135

【花鑰心語】今天，我是否願意承認自己的需求，
並且無限量地關愛、照顧自己，支持自己冒險，看見自己的努力？ 141

KEY 4

療癒親密關係，不需要「形式上」先和父母和解 142

同意父母無法以我們渴望的方式來愛我們，但我們可以無限量地供應自己。
疼痛的心會複製出疼痛的關係，
因此需要療癒的是疼痛的心，而不是做出「和解的形式」。

接納自己的樣子，以父母的樣子愛他們 143

【案例】浴火重生的黑寡婦 144

【練習1】與父母的關係距離 158

【練習2】母親距離觀想 160

【花鑰心語】今天，我是依循本能被牽引行動，
或者開始練習觀察、照顧和支持自己的方法？ 166

KEY 5
痛苦來自我對事件的看法，而非事件本身，歷史是可以改寫的 167

「思想決定感受，觀點帶來情緒」，
所有的情緒和感受都可以找到背後的思想和觀點，當身體能量改變，
並且持續看見這些觀點和思想的時候，我們受其牽制的力量就會變弱。

體驗不同的視角來改變認知 168
【案例】不放棄療癒自己的女同志 171
【練習】觀照和身體療癒 179
【花鑰心語】今天，我是否留給自己充裕的時空，耐心關懷、等待和陪伴自己？ 182

KEY 6
身體記錄過往經驗的總和，違反身體模式行動時，會引發生存恐懼 183

所有的自動化反應，都是從小保護我們到大的裝置，
它們的存在不是為了打擊我們，
而是過去的我們需要用它們來「讓自己生存下來」。

「受困」是「被身體制約」的基本狀態 187
療癒是心靈和身體的合作，學會聆聽和回應身體需求 190
從慣性中停下來觀照、覺察，才能改變生命劇本 192

【案例 1】不再複製父母模式，重新遇見自己的中年單身女子 194
【案例 2】女兒出狀況了，卻是父母接觸療癒的契機 197
【練習 1】骨盆冥想 205
【練習 2】子宮冥想 207
【花鑰心語】今天，我如何在生活中選擇停下來聆聽、回應身體的訊息？
我能在每一刻選擇對自己承認真實的感受嗎？ 213

KEY 7 抗拒是最大的吸引力 214

如何在熱情中帶著一種洞悉，
可以接納萬物的發生有我們所無法參透的前因後果，
支持自己帶著熱情投入事物，又能夠對結果付之一笑？

【案例】暫停「慣性反擊」的乖乖女 218
創傷指標：刺激源的嚴重和情緒反應的程度不成比例 219
【練習】讚賞當下，同步收到肯定 222
【花鑰心語】今天，我是否看見自己對別人的期望，有多少是我可以給予自己的？
今天，我是否允許感受流動，練習培養足以帶領自己的內在角色？ 226
【花鑰 Column 2】做完心靈療癒仍無效？三大原因告訴你：身體才是潛意識的關鍵！ 227

PART 3

解鎖氣脈流動「澳洲花晶」的身心整合關鍵

讓澳洲花晶陪伴你煥然一新 242

如何使用？ 243

與花精、精油、靈性彩油的差異性 245

有無副作用？會成癮嗎？ 247

【花鑰 Column 3】使用澳洲花晶後的常見反應 252

後記 療癒是回復本來面目 260

來自各地的「澳洲花晶療癒」學員實證分享 262

延伸閱讀推薦書目 289

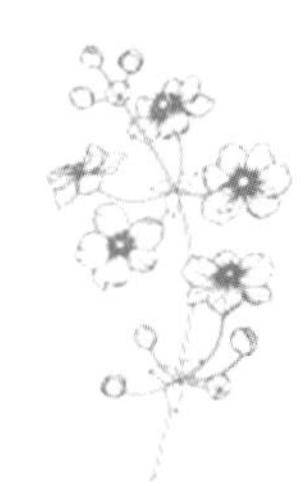

出版緣起

「花晶療癒」引領你活出真實的自己

曾有一段歲月，我的身心感到非常困頓、疲乏。儘管當時自己並未察覺，但對照那個年歲的照片，才驚覺根本是處在耗竭萎靡狀態。

長時間失眠導致內分泌的紊亂，日積月累對容貌的摧殘，整個人看起來非常疲倦浮腫、沒有活力，身體處於水腫氣淤、胸悶虛浮的狀態。膚色蒼白，全身透露著一種無力感。

當時的我身陷許多人際關係困境，不僅無法親近自心，更演變至家庭、工作上，與所有人事物之間越來越疏離。

直到十三年前，因緣際會認識了澳洲花晶，我開始從身體作為療癒的入口，練習和自己殘破的內心和解……

從此，學習和推廣療癒成為我生命中的必然，因為它確實改變了我整個人生！

＊＊＊

台灣有四、五百種以上的靈性療癒法門，我認為無論選擇什麼法門都沒問題，只要對身心有益、讓人能做出有效的改變，活出真實的自己就好。

如果只是心靈安慰或靈性解脫，但面對各種人際關係還是一樣受苦、卑微、困頓、受害，其實從身體、神情、氣色都看得出來。

我每天跟學員對談時，所做的事情跟平時對自己做的都一樣，也就是支持自己剝開合理化的包裝紙，面對身體直接反映出的真相——

例如，腹腔淤堵、腰椎脆弱時，表示無法自我肯定支持。而消化道的淤塞，也反映了個人力量的欠缺，過度接收外界評斷、界線不清晰。

別人當然有權利不同意、反對甚或評論我們，關鍵在於我們是否有力量支撐自己，給予自己中肯、健康的回饋，支持自己接納失敗，同時看見失敗帶來的寬廣和無限可能。

有些學員雖已身為公司管理階層，內在卻一直受困於不被家人肯定的受傷挫敗中，因而無法將能量運用在帶領團隊獲致成功上，甚至拘泥於比較、競爭的心態。這是因為內在系統不穩定，導致把自己放錯位置，無法領導團隊進步，過度耗費心力卻徒勞無功。

我希望每個人在學習療癒的過程，都是朝向真相而非幻象的，不是用靈性糖衣來美化自己的受傷，用所謂的正面思考來掩蓋內在真實存在的傷痕，因為被壓抑住的情緒，身體都知道。

療癒是朝向真相的旅程，當能量揚升，可以輕鬆不批判地揭穿那些合理的理由，真正成為開放、輕鬆、有彈性和有空間，筋膜越放鬆，心靈空間越大的自己。

療癒是一件很輕盈的事

自從開辦「整體療癒師」培訓以來，經常會遇到一個非常本質而關鍵的問題：療癒到底是什麼？

表面上，整體療癒師或許跟心理諮商師、精油芳療師都有近似之處，但實質的內涵卻完全不同。

一般的心理諮商必須透過語言來進行，因此在過程中，會持續動用大腦的語言神經區，期望透過更深刻和寬廣的理解和分析、意義的重構和情緒的探索，來達到認知、情緒和行為模式的改變。

而精油芳療師，則著重肉體和心靈的連動關係，期望透過身體的舒緩放鬆，並藉由氣味對神經系統和大腦的影響，來改變身心的運作模式和狀態，以減緩心理壓力對人體的傷害。

花晶又是什麼呢？近百年前，英國醫師巴哈（Dr. Edward Bach）發現，經由花精的振動頻率來影響人的情緒頻率，具有臨床實證的顯著效果。澳洲原住民將花朵、水晶、礦石、貝殼泡在水裡接受太陽或月亮照拂，讓這些自然界高能量物質的振動頻率，藉由水分子的記憶性，記錄在水中，再與人體共振。

依據一六六五年荷蘭科學家賀金斯（Christian Huygens）發現的共振原理（entrainment），當不同頻率的物質互相接近，彼此會慢慢平衡為同樣的振動速度——這就是頻率療癒、花晶療癒的原理。

振動頻率，也就是我們一般所稱的能量，能量越高則越輕盈、精微，如不可見的思想、靈魂和感情。能量越低則越粗厚沉重，物質世界所有可觸碰的物體皆屬之。

療癒之所以必須從身體入手，是因為當粗厚的身體日趨精微，感官細緻化、思想情緒的頻率提升，我們對現實世界（外境）的感受、詮釋和回應方式，都會變得充滿靈感與彈性，富有創造力和自由度，因而活出更大格局的自己。

一位整體療癒師，除了需要了解量子力學與全息場（＊註）的知識，學習身心連動的機轉、阿育吠陀療法、具有靜心品質的助人哲學，並精熟臨在觸碰手法（以小於五公克的力量輕柔的支持身體，達到深層的放鬆）和花晶的原理應用，也必須持續觀察自己、培養對情緒和身體的敏銳度，才能清澈地映照和支持所有生命的處境。

療癒是一條內修之路

自然療法並非與主流醫學對立，其精神是「共存」的。

所有疾病的發生，都是生命慈悲的提醒。當我們能夠接受這份提醒，把覺知和溫柔帶入疾病的痛苦中，領受生命的指引，便能與疾病和平共處，而非為疾病服務。所以，自然療法並不會要求個案直接斷藥，或立即停止主流醫學的治療，而是同步提升能量和覺知，從抗拒痛苦帶來的分裂混亂中，回到安然接納的自在平和。

培育一位整體療癒師（holistic coach）所需的時間因人而異，但個案經驗值是我們嚴格把關的條件。因此，除了持續開設複訓課程，我們更要求每位療癒師都需做滿十位實習個案、十二位深度個案，書寫流程報告及反思，持續與我討論，直到個人的整體狀態達到安穩放鬆時，便能形成一個輕盈喜悅的能量場，讓需要支持、療癒和陪伴的人們進來休息、還原自己，並與他們一起轉化成長。

投入花晶療癒這個領域以來，經常被問到：作為一名療癒師的壓力會不會很大？

每個共感力太強的人，可能都會有替代性創傷或者次級創傷，需要持續清理淨化。

＊註：身體如一個精微的小宇宙，牽一髮而動全身，可以想像成一個動態的系統中，輸入任何一個微小的訊號，都可能帶動整個系統的連鎖反應，每一個信息都影響著整體。因此，我們對自己輸入的每一個行動或意念，每一個被忽視或壓抑的情緒，都影響著身體，而特定的身體型態，也影響著我們的思考和情緒，進而影響所有層面的關係，並且持續累積成整套生命的腳本。

療癒其實是內修之路，從他人身上可以更大程度地校準自己偏誤的眼光。我的看法是：如果覺得壓力很大，代表我脫離了真相，好像真的以為有誰需要我來療癒他一樣。

之所以從事療癒師這份工作，是為了持續整合自己，透過每一個願意和我同行的人，做讓自己開心的事。

透過支持他人「憶起」自己是誰，我也會同步更聚焦和清晰。

每一個個案都呈現出我們內在的一部分，支持每個人修復錯看自己的眼光，正是幫助自己整合回更多內在力量的機會。

當我們認清作為支持者，或者療癒師，收穫最大的仍然是我們自己時，就不會有一種錯誤的認知，感覺自己付出太多，或是覺得他人真的很需要我們。

所有的醒來都是共同醒來，所有的療癒都是共同療癒，從他人身上認出需要整合的自己，並且把療癒的責任和權力還給個案，解答始終在個案身上，不是在療癒師身上，如此的支持關係，才是平衡而符合中道的。

序章

如何真正「認識情緒」？

——情緒來自觀點，身體會固化觀點

每當談到「自我探索」議題，「認識情緒」幾乎是各個派別大力推動的重點。但多數人在認識情緒時，往往會遇到不知為何要做，以及怎麼做的問題。

如果一個人長期欠缺對情緒的正確認識，將會跟自己的感受失聯，活得麻木無感，與他人的交流將停在表層，無法真實地親近彼此。

創辦情緒花園八年來，我有超過數千次個案及授課經驗，協助過數千位學員和個案改善情緒問題。因此在本書開頭，我想先分享「如何真正認識情緒」、

「觀察自己情緒背後的念頭和想法」，希望能協助讀者更有效地認識自己、找出情緒背後的隱藏觀點。

認識情緒三步驟

Step 1：觀察自己的觀點

觀點指的是我們對所有人事物抱持的想法。

而所有的情緒，都不是事件引發的，是我們對事件的觀點所引發。

為什麼要觀察自己的觀點呢？這主要是因為觀點往往會隱藏在我們的認知系統中，變成習而不察的信念。我們會以為觀點等於事實，而且是天經地義、沒有例外的，因此這些觀點主導了我們的喜怒哀樂，以及對所有事物的體驗感受。

若是不理解這件事情，把情緒歸咎在事件上，很容易導致有永遠解決不完的問題，因為不同事件都會帶來類似的感受，如果我們認為問題是事件，就需要處理所有發生的事件。一旦我們理解感受和觀點有關，就只需要處理自己的思想就好。

情緒來自於觀點，而非事件本身。

舉例來說，A先生的樓上鄰居老是丟菸盒下來到他家的陽台上，讓他感覺自己的權益受損、邊界被侵犯，也覺得鄰居非常沒有水準，因此火冒三丈，覺得非常不爽。後來經過管委會了解，原來樓上住著一個單親的五歲小男孩，經常一個人在家，小男孩喜歡蒐集菸盒，會把菸盒當成樂高玩具，排在自己房間的窗戶旁邊，偶爾也會不小心掉落下來……A先生聽聞樓上住戶的處境，胸中的怒火立刻就消了，也馬上接受小男孩家長的道歉。

當A先生心裡「我不被尊重」、「鄰居沒水準」、「我的權益受損、邊界被侵犯」的觀點消失，他的火大、不爽情緒也就隨之消失了。因此，導致情緒的是這些觀點，而不是事件本身。

事件本身都是中性的，會引發情緒的是我們對事件的看法。

Step 2：理解觀點從何而來？

觀點主要是來自過去事件留下的印象，或者來自他人反覆的灌輸，以及身處的社會文化中，對特定人事物具有的固定評價。

而這些元素之所以會形成觀點，主要是因為人的大腦需要提取過去的資料來對當前情境做快速的判讀和反應，以保障自己不需要每次都重新處理巨量的資訊。過往的資料會累積成觀點，這是大腦設計來保護生存安全的基本原理。

一個幾歲大的幼兒如果要過馬路，可能會有一百萬條需要處理的資訊，車聲、紅綠燈、人聲、路面、風聲、氣味……但一個成人過馬路可以「想都不想」就本能地通過，這是因為大腦已經具備先前的經驗留下的資訊，這些資訊都會形成觀點，例如「紅燈要停，綠燈要行」、「有車經過要先等待」、「剩下十秒要用跑的」。

回到上述案例——A先生一直以來在家庭中都有不被尊重、權益受損、邊界被侵犯的經驗，就他的經驗來看，自己就是一個不受尊重的人，而且經常需要維護自己的權益和邊界，因為父母親經常會亂丟東西到他的房間，內心一直有著尚未化解的負面感受。

Step 3：明白身體會固化觀點，影響你的行動

由觀點帶來的情緒，如果沒有被好好關照，就會留在身體，進而導致我們對許多事物都會產生舊的情緒。這些情緒已經在身體形成強勢的神經迴路，一旦被「按到按鈕」就會觸發，並且再次增強，讓迴路變得更強大。

此外，身體會自然而然固化這些觀點，使你依照隱藏觀點行動，也就是身體會以特定的型態、姿勢來回應我們的念頭，例如我想隱藏自己的感受，因為以往的經驗是「表露感受會招致嘲笑和責罰」。我的胸口會開始內縮，因為我會情不自禁的想把真實情緒壓進身體裡，不讓它表現出來。當我經常覺得需要隱藏真實感受，胸口習慣內縮，身體就會慢慢定型，同時也增強了我認為「表露感受不安

全、會招致責罰和嘲笑」的觀點。

而這背後的原理，其實是因為身體會全面接收我們對特定人事物的想法和感覺，久而久之會自動避開帶來負面感受的人事物，以防自己受傷和危險，這是身體自然啟動的保護本能。

只要身體持續依照隱藏觀點行動，就會導致我們把所有新的人事物都套上舊的看法來思考和回應，因此，舊的觀點不斷被強化、合理化，我們的生命經驗就不會再出現新的可能性。生命因此不斷的循環和重複，最後很可能變成我們對世界堅不可摧的信念：「人生就是如此，沒有其他的選擇和可能性。」

上述的A先生長期置身在不受尊重的環境，需要捍衛自己的權益和邊界，並覺得只要發生事件就是他人的問題（沒水準），導致他經常處在生氣和指責、攻擊的狀態，身體也出現許多發炎的症狀，例如皮膚搔癢泛紅、痤瘡，以及腸胃消化問題。也因為身體處在發炎狀態，使他更容易急躁不耐煩，當許多事件發生時，他是「想都不想」就產生不爽、憤怒的情緒，儼然成為他保護自己的本能，而且是自動化的反應。

認識情緒的三大關鍵

關鍵一：情緒來自於觀點，而非來自事件

關鍵二：觀點若不覺察，將會隨時影響我們對所有人事物的感受

關鍵三：身體會接收意念，久而久之將觀點固化成信念

認識情緒，從理解觀點開始！長期以來，我一直致力於推廣情緒來自觀點，並記錄在身體裡，需要從身體調整和轉換的療癒原理。若你在自我探索以及認識情緒的過程中，有不知如何下手的困擾，可以訂閱情緒花園的網站，我將推出線上的陪伴服務和課程，或者歡迎加入情緒花園的療癒課程，透過階梯式的學習，一步步的從身體到心靈，與自己更親近。

PART

1

開啟身體之鑰

為什麼要從身體入手？

身心是一個相互呼應的整體，身體反映心靈狀態，當身體改變，內在模式也會隨之轉化。

身體會回應每一個心念，當我們持續對自己發出批判、否定、懷疑和質疑，身體就會越來越沉重緊繃，越來越無力退縮。

因此，最簡單的心靈重塑方式，就是開始運動、練習觸碰身體或泡澡，建立觀察呼吸的習慣，或者改變生活方式。

當內在過於沉重，過往記憶留在身體、未化解的情緒阻塞在氣脈，身體便承載沉重的負荷，或者呈現僵硬、緊繃、發炎、滯水的狀態。

這時，花晶是一個簡便有效的工具，先讓氣脈瞬間被打通，過往因為不被接納、不被回應，甚至沒有被支持過可以「擁有感覺」而產生的麻木、無感、感知鈍化或情緒麻木，會因為身體氣脈的暢通，而開始逐漸回復對身體乃至對心靈更敏感、有活力的狀態。

療癒是身心系統同步更新的旅程

身體記得所有發生過的事，神經系統曾經受過的刺激，不但形成神經迴路，也會留下對自己或對他人、世界的概念和標籤。

一旦同樣的感受或經驗不斷重複，就會產生「世界就是如此」，或者「我就是如此」，甚至「人類就是如此」的固化概念，這稱為信念。

多年從事花晶療癒的經驗中，我仔細聆聽每個人說的話，譬如對於自己不熟悉的領域，許多人會下意識地說「這個很難」，或者「改變很難」，這些言語都反映從過去到現在，我們對自己、對萬事萬物累積的「概念」。

當這些概念留存下來，沒有被自己有意識地覺察、看見，而是不斷用各種經驗印證、強化，就會鞏固成信念，也就是對世界和自己的固定看法。

如此一來，面對新的人事物，我們也都會沿用過去累積的概念來應對。

例如曾經被特定形象的人所傷害或壓迫，我們對這樣特定形象的人便存有固定的標籤和概念。這些標籤和概念是為了幫助我們避開危險，卻同時將我們所能體驗到的世界定型化，也壓縮了新的經驗流入生命的可能性。

光是從認知上移除這些標籤和概念，好比單純的正面思考，或是練習轉念，甚至刻意採取和認知相反的概念去行動，往往會使身體感覺到強烈的不安全、抗拒，甚至生病。

觀察一個人是否感覺安全、自在，或者兩個人的心靈是否靠近，都可以從身體的自動化反應——例如細微姿勢的變化看出來。

我們的頭腦會自我合理化、美化或安慰，但**身體反應的是潛意識**。

因此療癒必須與身體連結，藉由感知到身體裡每一個細微的反應，進而透過身體與潛意識裡的不安全感、恐懼、傷痛連結，達到運用身體化解創傷的效果。

每個被忽視、否認、壓抑和迴避的情緒感受，都會凍結在身體裡

情緒是一種大腦基於生存的目標而發展出來的求生存裝置，它僅僅是一股能量，會驅動我們避開危險、追尋生理和心理的安全感，因此被適當的理解、疏導和陪伴，這股能量就會被「用掉」，而使生理和心理回復自然和諧的流動狀態。

不過，當這股求生存的本能被壓抑、否認、忽略時，身體的感覺和大腦的訊息就開始分歧、矛盾，甚至相互衝突。

例如一個小孩看到父母親生氣了，但詢問父母親是否生氣時，父母親卻板起臉來兇巴巴地說：「我沒有生氣。」所以孩子腦袋所接收的訊息和身體所感知到的訊息是相反的。又或者一個內心感到害怕的孩子，卻被強迫必須表現出喜悅的表情——這種內外的分歧會不斷造成對自己情緒的漠視、否定，導致身心的疏離和隔閡。

如果一個孩子被教導、或在家庭中耳濡目染，學習到「不能哭」、「不能

害怕」、「不能生氣」，因此對自身的本能情緒開始壓抑、否認和迴避，久而久之，每一個被忽略或排斥的情緒能量都會被鎖在身體裡，形成一種對自己的漠然、無視和追求外在認可的注意力聚焦習慣。

對一個幼兒而言，父母提供生存資源，當他必須符合父母的規定才不會被責罰時，身體會留下一種深入細胞的「求生存本能」——例如需要否認及壓抑真實的情緒，才能被接納和認可，才能活下來。

何謂印記？它從何而來？

過往所有情緒留在身體的紀錄，稱為「印記」。

它是過往經驗留下的身體記憶，也可視為電荷。所有事件引發的感受，會以神經訊號和內分泌激素的形式遺留在身體，因此，我們可以說，印記儲存在神經迴路裡，它就像按鈕，只要無意間觸發，就會產生與過往經驗相仿的感受。

當一個人對自己的印記有充分的了解，就能清醒地活在當下，可以感知到自己過往的印記被激活、觸發，但不會盲目地隨著印記起舞。

印記也是一種能量的印痕，形成身體的自動化刺激反應模式。

它會在特定情況被觸發，在未經「身體調頻」和「觀照能力的鍛鍊」時，我們對當下情境的反應，多半源自於過去的經驗印記。

例如，我們曾經在關係中感覺到受傷、被背叛，小孩子對父母的一個眼神、一個舉動，都可能產生誤解和誤讀，感覺到自己被忽略，甚至被背叛……

當這樣的印記沒有被適當的清理，甚至沒有被認出來時，我們對世界、關係、自己和他人的判斷，都是模糊不清的，就像戴著有色眼鏡，會自動產生特定的解讀，或是自動化的防禦行為。

或是曾被某種特定類型的人傷害過，下次遇到這樣的類型，就會很自然地升起一種防禦心理，而無法敞開心胸真正看見這個人、和他交流，太多的創傷印記會一湧而上，形成自動化的防衛、屏障。

又如一個女孩在被孕育的過程中，接收到母親的意念：「如果妳是個男生，就不會像我一樣被欺負。」這個女孩未來也有可能變得特別強悍，特別會與男性產生對抗心理，也特別容易感受到兩性之間的權力鬥爭。

上述種種從過往經驗形塑而來的情緒、意念、想法，都會形成印記。大量印記累積而未被清理、消融和釋放時，生命等於受到過往印記的主導，人就會處於一種受限、不自由的狀態。

身體如實承接創傷，導致氣脈阻塞

創傷會導致身體氣脈的凍結、堵塞和不流動。

情緒是一股自然的能量，如果被打斷和否認、排斥，就會成為體內的阻滯能量，進而形成身心切斷的習慣——人會下意識將注意力離開身體，與內在感受不連結，同時也跟他人無法連結、跟世界無法靠近。

當身體經驗並記錄創傷，體內的氣流會繞開受傷的部位，因為身體會自動避免再次經驗創傷，而這一塊受傷的印記越被自動屏蔽，生命就彷彿有一個無法碰觸的卡點，無法自由坦誠面對自己所有的經驗、感受，也會形成與世界、他人的疏離和膈膜。

身體會如實承接創傷，每個經歷過的事件都會被身體記錄。好比你曾經被某一種人驚嚇過，下次看到這樣的人，心裡會自動產生退縮、恐懼的反應。反之，如果喜歡某類人，身體也會自動傾向靠近相仿的類型。

如果我們開始練習觀察身體的細微反應，就會更深刻的理解，身體是無比誠實地在反映我們內在的心靈狀態。

創傷會如實反映在身體層面，有的人會因為氣脈淤堵或內心的不安全感，讓自己不斷地「變大」，例如受到虐待、壓迫、身體傷害的孩子，以及心理層面希望自己「比壓迫者強大」的人……很多時候會無意識地用身體作為抵擋外在侵犯和壓迫的城牆，身體變成厚厚的盔甲，一方面阻擋外來的傷害，一方面隔絕內在的受傷感、弱小無助和抗拒去重新經歷過往殘留的情緒。

因此，過度的肥胖經常是反映內在隱藏被凍結、層層包覆掩埋的受傷感，身體自動用這樣的方式來保護自己，避免再度經驗到脆弱無助，因為在過去，這樣的脆弱感可能使一個欠缺支持保護的孩子感覺到「瀕臨滅頂的窒息」。

當身體自動形成保護裝置時，某一個年紀的自己，就鎖在凍結的身體裡了。這個不被看見的孩子，往往在某些特定時刻、特定關係中，自動化的「現身」，導致關係進入無法溝通的困難，瀕臨破滅或死亡。

此外，有些人的安全模式是壓縮身體存在的空間，把自己變得很緊繃窄小，一直向內縮、不斷綑綁自己，彷彿不被看見、不占空間、不表達展現自我才是安全的。這也是一種身體自動承接意念的求生存模式。

創傷印記是未消融的凍結能量

創傷也會帶來感受和認知的偏差錯亂，很多人非常容易受傷，意味著內在的「按鈕」和「地雷」很多，這些都是未化解、消融的創傷印記。

創傷印記就是所有未化解的凍結能量，也可以說是每一個事件在身體和意識、能量留下的一個紀錄、印痕。

創傷印記會讓人遠離身體！可能是出於慣性、信念，或者害怕再次經驗到過去的痛苦無助，所以會開始遠離自己。

如果要這些容易受傷的人訴說自己的感受，他們往往會掉入特定觀點的重複表述，而難以觸及並坦承內在核心的感受，因為身體被創傷印記塞滿，所有的感受、情緒和觀點相互綑綁纏繞，這樣的人對自己的感知通常很模糊。

一個人受過很多創傷、和自己的連結切斷的時候，對人事物都會有很多自動化的防衛、評斷和挑選，只能和某一類人交朋友、只能做特定的選擇……這些都意味著內在的傷痛很多，許多人事物都會觸發痛點，只能不斷地防衛、否認、投射和遺忘……而使生命陷入重複的負向循環，無法創造新局。

人一旦遠離自己真切的感受，也就失去和愛的連結，當然也會遠離親密與豐盛、安全和自由的本質。

神經系統原本都是纖細敏銳的，從我們誕生的第一天，是否被歡迎、被擁抱、被喜歡，我們在能量層面可以全然感知得到。

而創傷印記塞滿身體的人會過度敏感、過度解讀，對事物的成見擋住了清晰開放、中性的觀照和覺知，因著內在創傷的感受，以過往的經驗濾鏡來解讀當下的經驗。

創傷印記對生命有何影響

凡走過必留下痕跡，我們的身體會儲存過往經驗所烙印的「印記」，並依據印記把過去投影到未來。可以說這些印記的總和，就是生命的「底片」或稱為「劇本」。

因為這些印記就是我們原始的感受模型，當它們占據身體大部分的空間，過多氣脈的堵塞，以及不斷被強化的神經迴路，導致我們對世界、對生命、對自己的看法都形成固定版本，而不斷經驗到符合這些感受模型的劇情。

實際上，這些劇情反映的正是我們內心看待自己的方式。

身體像一個巨大的磁鐵，不斷吸引符合過往印記的經驗出現在生命裡。因此許多人的生命劇本就像一個無窮盡的迴圈，直到發現了核心的吸引力，並運用身體消融了過往生命經驗的印記，否則我們**一直是被潛意識主導，也可以說是被過往尚未化解的創傷印記所主導。**

因著內在尚未療癒的印記，我們會下意識地創造出符合身體記憶的關係。這些關係未必符合大腦的認知，例如每個人頭腦裡都希望尋求平等、寬容、充滿接納和滋養的關係，但是身體依然會依循過往未消融的印記，創造出與過往經驗感受相仿的關係，例如被忽略、被否定、被傷害、被背叛……

舉例來說，當一個人被否定的印記太深，對他而言，被否定會變成一個很大的吸引力。在越親密的關係中，往往會一再感覺到被否定，雖然這跟事實無關，對方可能並沒有否定他，但是當一個人反覆出現同樣的感覺，卻沒有察覺是自己內在創傷發作的問題，這份關係也會漸漸符合創傷的印記，而無法自由發展出親密和諧的生命力。

被好好的關注過、陪伴過和感受過，身體會留下安全的感受，幫助我們在經驗挫折時，可以感覺到希望，相信自己就算失敗了，也有機會重新來過。

如果幼年重複經歷被打斷、被否認、被拒絕或被遺棄，甚至被背叛、利用或羞辱，留下的身體印記就會偏向負面的、沉重的，這些身體印記很容易會演變成身體症狀，例如慢性發炎、腸胃消化問題、皮膚問題或生殖系統問題。

印記越沉重，我們對人事物的觀點會越僵化，例如「人類就是○○的」、「賺錢就是很辛苦」、「改變就是很困難」……

未消融的情緒印記累積在身體，就像腸道裡的宿便，或者電腦磁碟裡被塞滿的暫存記憶區。根據研究顯示，腸道裡的毒素會不斷刺激神經系統，影響情緒和思考。而電腦磁碟裡的空間不足，也會降低電腦效能。

未消融的情緒印記過多，會導致人無法自由、安全、開放地活在當下。

而「活在當下」最簡單的定義，就是單純因應當下情境的需求做出適切的回應，而不是不斷受到過往印記的刺激，陷入受困狀態。

有一個人從小到大都特別害怕茄子。而他的母親也同樣討厭吃茄子，只要一聞到茄子的氣味或看見茄子，整個人就感覺頭皮發麻、毛骨悚然。在成長過程中，他不斷接收到對茄子的負面感覺，無形中對於討厭茄子這件事會連結到的意義，也可能包含了對母親的盲目忠誠。

孩子在發展出獨立的感受、觀察和思辨能力之前，會全然吸收環境裡他人的情緒，甚至有許多研究顯示，**孩子在娘胎中就已經可以感受到母親的感受和思緒，**所以有些女孩承接了母親渴望生兒子來給婆家交代的意念，活得特別陽剛和負責。

所有疼痛背後，都有受傷時烙印下的觀點

印記是一種深層的驅動力，因為刻印在身體、情緒體和能量體，特別難以從表意識的認知系統作修改。

身體的自動化反應，往往呈現的是內心的潛意識，當這些自動化反應沒有被察覺，就等於是活在過去，一切受印記主導，呈現一種「沒有辦法選擇」的受制約狀態。

身體會自動地對曾經導致創傷的對象產生反應，只要再一次進入類似的情境，或者類似過去曾經感覺受傷的對象，當時身體感知到的所有疼痛都會再次浮現。

所有的疼痛背後，都有受傷時烙印下的觀點——所有人都有一種深刻的「不夠好」，但是每個人應對「不夠好」的策略都不同（否認、迴避、爭取、侵略、壓抑、退縮……）。而不夠好的背後還有更深的「不夠好就不會被愛」或「無法安全地活下來」。

舉例來說，所有學習療癒、探索身心靈的人，很容易戴上一個愛心面具或好人面具，甚或救世主的面具，這些人格面具會擋住真實的自己，也就是我們可以躲在裡面，享受面具帶來的好處，而不用面對面具之下真實的痛楚，也可以藉此迴避掉「感覺自己不夠好」的傷痛。

戴上好人／愛心／拯救者面具可以逃避什麼？

第一，無能為力的無助感。

在年幼時，如果父母親過得很辛苦，身為孩子的我們無力為他們做任何事，內心會有罪咎感。罪咎吸引懲罰，我們可能特別會被處境悲慘、狀況糟糕的人吸引，進而透過幫助他們來扭轉內心的無助和罪咎感。

第二，渴望被拯救、幫助和被愛的需求。

同樣的，當父母處在自顧不暇的狀態，或需要耗費大量精力在工作上，或者長年不在身邊，孩子的需求不會得到回應，抑或「不應該有需求」的感覺烙印在心裡。

但每個人都渴望被愛，要如何迴避這樣的需求呢？就是找一個比自己需求更強烈而且外顯的人，透過拯救、滿足或照顧他，一來可以迴避自己的需求，二來還可以換取自己在關係中的被需要，以及安全感——創造自己在對方生命中的特殊性，用這樣的需求依存關係來獲得控制感，確保自己的地位不會被取代。

第三，深層的罪咎和恐懼感。

這是一種集體的潛意識，就是害怕被懲罰、害怕做不好，覺得做不好就「慘了」。

幼兒時期缺少健康依附關係的人，內心很容易出現這樣一種聲音，害怕犯錯、害怕失敗、害怕沒錢、害怕失去愛……有時也會呈現特別反向的行為，例如過度自信、武裝、張揚或強勢的外表。

真正的療癒，必須從身體和心靈同步解鎖

「花晶療癒」是運用身心覺察＋能量調頻的方式，針對過往印記的清理和釋放，支持一個人回到氣脈通暢，身心放鬆，情緒安穩喜悅的高生命力、高自癒能力狀態。

透過花朵、晶礦、貝殼等大自然精微的頻率，來釋放精微體裡儲存的過往能量印記，透過晶礦的渾厚頻率來穿透氣脈，並且以水的載體來震盪身體裡的水分，更快速釋放氣脈凍結，回復一個人與自己真實感受的連結，進入穩定放鬆、根植大地的渾厚生命能量。

你有尚未療癒的創傷印記嗎？

身體是一個完整的訊息資料庫，就像電腦磁碟一樣，從母體孕育胚胎以來就持續不斷地記錄，包括母親的每個意念、情緒、感受……體內的胚胎是全面性的同步接收。

創傷包括外在身體層面的撞擊、受傷、驚嚇等，而身體受傷必然伴隨內在的驚嚇、害怕、對特定事物留下的恐懼印象，下一次遇到類似的人事物，可能喚起創傷的印記，導致我們對於某些事物的反應是「不成比例」的過激反應，這通常就是來自於過往的「創傷印記」。

很多人認為創傷必須是遭遇重大的事件，例如家暴或霸凌等等，實際上，當我們無法以自己的樣子被全然看見、被關注、被認同和接納，或者一個嬰兒呱呱墜地時，體驗到和原本親密無間的母體之間的分離，從溫暖的子宮經歷生產的擠壓，有的因為生產不順利而經驗到被產鉗夾擠、催產針的藥劑刺激，來到世界上首先經歷的是產房冰冷的空氣和刺眼的強光，這些過程已經是一種創傷。而且越早期的創傷越會深刻烙印在細胞和心智底層，形成一種內隱的模式。

在胚胎療癒的學說中，常會提到早期創傷對成年之後的影響，因為出生是一個個體最初和母親共同合作的經驗。剖腹產的孩子在第一個合作經驗中，經歷了被打斷的過程，有的在成年以後會一再重複經驗被打斷的感受，也有的會形成打斷他人的模式，更有些孩子會在往後的健康依附關係中，成功克服早期創傷模式，可以在出生後被支持的經驗裡，化解早期受到打斷的印記。

創傷的判斷方法與代間傳遞

如果把**刺激的強度**和**情緒反應**的強度用1～10來評估，兩者之間落差越大，越有可能是創傷反應。

例如一個幼年曾失親、內在感覺被遺棄的孩子，成年之後，在親近的朋友團體中，發現有祕密是自己被排拒在外、不能知道的，她瞬間情緒崩潰、反應過激，這就是當下發生的事件觸發過去曾經受創的感受。雖然事件本身很小，情緒反應卻很大。

另一種情況是在很大的事件衝擊中，當事人反應卻很淡漠，這也是一種不成比例的反應模式，同樣跟過去曾經驗過的巨大衝擊有關。

創傷也包括內在的心理衝擊，例如被霸凌、壓迫，被拋棄、親人忽然離世……如果在遭遇衝擊時，缺少適當的「被感覺到」的經驗，也就是有另一個個體對我們的感覺產生「我感覺到你的感覺」——亦即《第七感：啟動認知自我與感知他人的幸福連結》一書裡提到的「同頻經驗」，我們可能因為無法處理這樣劇烈的衝擊，而本能地創造出防衛機制，和自己的感覺保持距離，以「無感」來保護自己。然而，被切斷的不只是傷心、痛苦，同時也會對喜悅、快樂的感覺產生疏離，長久下來對自己覺得陌生、無感，也造成身體氣脈被阻斷，因為情緒一升起，防衛機制便自動出現，這種自動化的抗拒會在身體顯現一種僵硬和不協調感，彷彿身體被解體成很多區塊、各自為政，彼此沒有聯繫。

另一種情況是，許多人會經驗到生命中重要的照護者對自身感覺的否認和忽視，這樣的經驗也會使我們對自己的感受產生距離。若總是如此，很有可能產生「對自身感受有評斷、壓抑、否認和忽略」的模式。

而一個對自身感受無法同感、同理、接納和「同頻」的人，又會無意識地將這樣的模式投射於外在，有一天也成為這樣對待子女的父母。

這就是創傷的**代間傳遞**、無限複製和循環，直到有一個個個體願意從模式中開始改變。

身體記憶就是關係的底片

當一個人的底片是負面的、厚重的、受害的、被傷害和背叛的、匱乏的，身體就是一個很大的磁鐵，會不斷吸引、創造和底片「同頻共振」的事件，然後一再重複過去習慣的行為模式和充滿創傷的劇本。

直到這個模式被看見，被長大後有力量的內在慈愛大人融入身體陪伴照顧，當內在受傷的小孩得到完整的接納、陪伴和支持，生命劇本就會開始進入新的階段。

當底片還在老調重彈的階段，就算故事情節和過往不同，但是底層被觸發的感受仍然是一樣的，這是因為身體的吸引力遠遠大過頭腦認知，過往情節帶來的自我感覺沒有改變時，很自動的會接受符合自我感覺的人事物，因而引發尚未被消融、化解的相同創傷感受，這其實是幫助我們有機會透過「現在的故事」，來化解「整個生命中阻塞的創傷感受」。

因此，真正的療癒必須從身體和心靈同步解鎖更新，否則只是換湯不換藥的底片重播。

當我們有意識地幫身體調整頻率、清理印記和重新改寫底片時，生命才有可能真正開創新的版本和劇情，生命會變得好輕鬆，外在事件發生對我們的影響變得很小，那是因為底片已經改變，自我感覺開始不同。

基於自我感覺的不同，而產生不同的回應方式，就算外在情境沒有改變，內在風景也已經不同了。

例如一個在婚姻中持續感覺到委屈受傷的中年女性學員，透過持續的自我療癒、身體印記清理，逐漸找回對自己的欣賞、支持和接納，雖然丈夫看似沒有太大的轉變，但她在關係中的自我壓抑和委屈已經大幅減少，可以開始為自己的需求負責，減少了對丈夫的不滿和指責，關係中的負面互動就大幅減少，丈夫感覺輕鬆多了，因此可以開始欣賞妻子的改變。

如何透過「花晶療癒」來改善

在物質世界裡，極少人經驗過全然、百分百無條件的關愛，只要有身體，就是有條件的。身體會熱、會冷，會生病、會衰老死亡，有身體的本身，就已經是一種條件。

因此具有形體的人，一定都經驗過一種與心靈本質相違背的受限經驗。心靈是無邊際的創造力，絲毫不受限，一念即到，也沒有條件。但是身體不同，單純從身體改變，都需要時間。

向內探尋、整理最快的方式是，**從身體清理掉厚重的印記**，讓所有的自動化創傷反應模式減弱，**同時不斷練習給予自己新的回饋**，過去不斷被負面經驗刺激、強化的情緒迴路慢慢弱化，開始主動建構健康的情緒迴路，生命的劇本便開始重寫。

花晶的振動頻率是極快速的，振動頻率就是每秒鐘的振動次數，因為自然界的花朵、晶礦、貝殼等不具有心智和想法，都是純然的能量，以這樣純然的能量記錄保存的花晶，與人體氣脈共振時，會提振人體的氣脈流動速度，因此可以瞬間體驗到身體的輕鬆、輕盈和流暢。

當過往深沉厚重的情緒印記被打破、流通，我們會帶領個案開始練習覺察觀照自己的身體、情緒和心念。

一旦我們的注意力能進入觀察自己的身體、情緒和心念，就會開始經驗到外在事件都是中性的。不過我們對事件的看法會引發情緒，而且這些看法多半和過去經驗有關，因此並非中性客觀的。

當身體閉鎖在塞滿過往情緒印記的沉重、僵硬、阻塞、緊繃狀態，也會格外執著於是非對錯的看法。注意力會聚焦在外在事件的對錯，而非關心自己內在的發生和感受。

透由身體照顧心靈，最直接有效！

我們曾經歷過的所有感受，大多沒有被好好的對待、陪伴和接住。

因此，我們應對情緒的方式經常是轉移注意力，讓自己無感，或者以鍛鍊身體、使勁的按摩等方式，讓感知逐漸鈍化，避免感受到深層細微的痛苦。

許多父母的內在並沒有空間允許自己的感受流動，因此在面對孩子的情緒時，習慣把情緒視為問題點，立刻想辦法去解決，但欠缺陪伴「問題背後的感受」能力。

訓練陪伴感受的能力，需要從接納和允許自己可以擁有正向及負向的感受做起。

如果一個孩子發現自己的感受會造成大人的壓力、緊張、困惑或者不耐，很自然的，孩子會因此學到自己不可以有感受。這種現象很容易造成情緒的阻斷，沒有被經驗完畢的情緒能量將累積在體內，進而阻斷身體氣脈的流動。

而長久累積沒有被經驗完畢的感受，往往會讓一個人身心失衡，內在累積更多的孤單害怕，嚴重者可能導致失眠、自律神經失衡症狀、皮膚或消化問題等等。

帶著覺知和身體連結

生命是一條長河，周而復始、不間斷地循環流動。宇宙也是流動的大氣層、潮汐、海洋……孕育出無限的生命。

植物、礦物看似固體，但其中的分子依然在流動。當我們的意識被局限在肉身裡面，就從無限延伸擴展的意識變成一團粗厚、有邊界的能量，如果持續觀照、清理肉身的凍結，內在開始回復自由流暢的律動，自然會提升意識的清晰度，不再受困於自動化的防禦、攻擊、評斷、退縮……內心的清明會如月亮的倒影，在寧靜的湖面上完整呈現。而思緒就像一陣風，當一陣風吹來，這個月亮會碎成上千個小片段。

一個人的身體若開始改變，心也會跟著改變。但很多人用健身或節食來改變身形，心念卻沒有轉變，內在凍結的關卡並沒有釋放。一旦飲食回復原狀或不再健身，很快就會打回原形。相反的，當一個人的心改變了，身體一定會隨之改變。一旦身體的改變是帶著覺知的，心靈也會有拓展的空間可以回復自然的流動。

當我們專注在身體上，那個時刻一定是回到當下的。

所有的恐懼、焦慮、受困……都在過去和未來。我們不是在悔恨過去，就是在擔心未來，每當呼吸和注意力回到當下這一刻，就只有身體的覺受和無念的澄明與寂靜。

我們只需要把當下的感覺講出來，感覺痛就直接說：「好痛！好痛！痛死了！我要死了！我要死了……」如實如是的講，讓那個痛徹底被看見、被經驗、被用掉，它的能量就被消耗掉了。

身體為了自保，超出負荷的痛感會自動被切斷、失去連結、開始跟人事物保持距離，也跟自己產生距離、無法看見自己和理解自己，並且向外投射，變成指控他人不看見自己、不理解自己。

所有的事物都需要連結，包括關係、豐盛、事業、目標和金錢。

一個人和他人的距離也意味著他和金錢的距離，如果抗拒的事情很多，代表能量處於較低狀態，所以處處是痛點，無法開放自在地順應當下之流，跟豐盛的距離也會很遠，因為金錢只是能量的指標。

身體感知練習

先閉上眼睛，想一個不舒服的事件，當下彷彿再次回到那個事件中，那時發生了什麼？或者在這個事件裡面你經驗到什麼？

當你融入這個畫面裡的自己，再一次把自己敞開來去經驗，身體各部位有什麼感受？

鬆緊、冷熱、輕重、軟硬……

現在把事件丟掉，用身體來覺知——當那個事件發生的時候，身體哪個部位會有緊繃、痠痛，或者不舒服？

有可能是呼吸，也可能是額頭、膝蓋，或者胃部，就把注意力放在那個位置，輕輕地看著那個不舒服，陪伴它，並在心裡面說：「我看見你了。」

然後觀察，當你能夠看見這個不舒服的浮現，每一次跟它說：「我看見了，謝謝你為我承接這一切。」

每一次的看見，身體會有變化，也許更緊，也許更鬆，也許感受會跑，它會跑到別的部位。也有許多案例是送入意念後，疼痛或疹子在幾分鐘內全然消失。

當你說「我看見了」，「我」是在外面觀看著這一切，成為一個觀看者，而不只是那個感覺。

能夠感受到身體的時候，就把事件放掉，因為事件會繞著轉，其中有故事情節對話，還有策略和戲碼。

這樣的觀察——沒有對話、把故事情節放下，純粹跟身體在一起。

有任何情緒、任何反應湧現時，只要陪伴這個不舒服的位置。放掉故事情節戲碼，讓能量加速流動、徹底湧現，被燃燒完畢。

不需要重複說，只需要深深呼吸，靜靜等待身體的變化。

我們也可以把感受到的情緒如恐懼，放大到無限大。

比如胃會緊繃，立刻把緊繃放大，像在看一個N百吋的電視，把注意力放到那四個角，凝聚的點放到台灣外面，放大到地球之外，宇宙之外的宇宙，那個緊繃立刻就消融了。

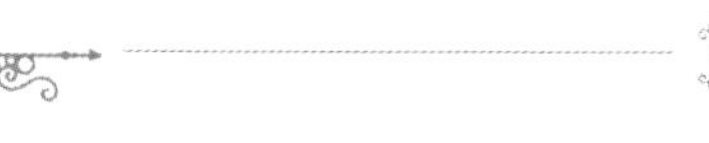

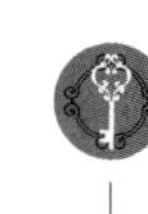

身體會影響人際互動關係？4招與痛苦的人際關係絕緣！

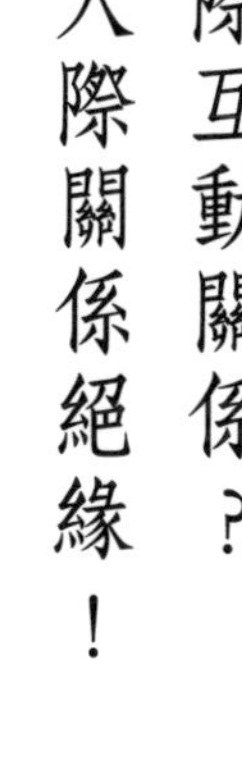

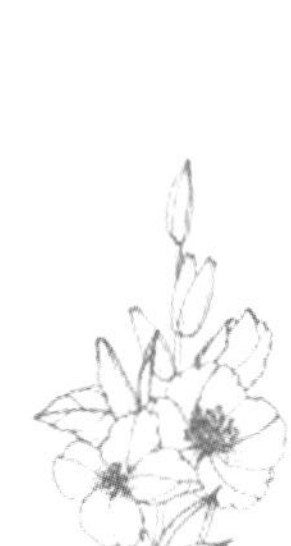

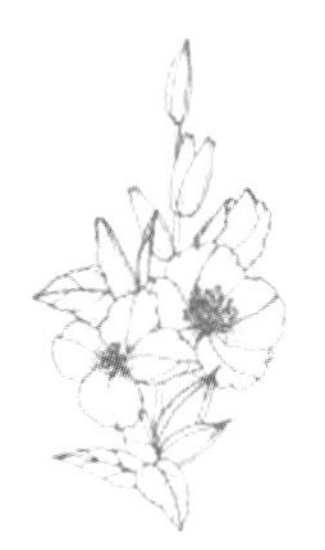

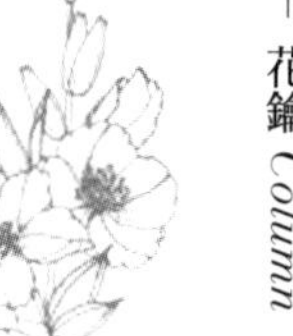

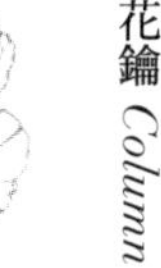

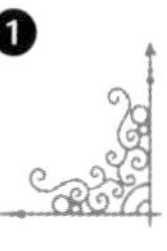

花鑰 Column ❶

你可能從未想過，身體居然是影響人際互動關係模式的關鍵！這是因為身體會記錄所有過去發生的事，每一刻當我們有情緒感受，身體會如實承接並回應，以內分泌變化、激素分泌的方式來反應。

當情緒感受沒有被適當紓解陪伴，激素就會滯留在身體裡，並且連結相關的神經元，成為一組神經迴路。重複出現的情緒會成為固化的迴路，

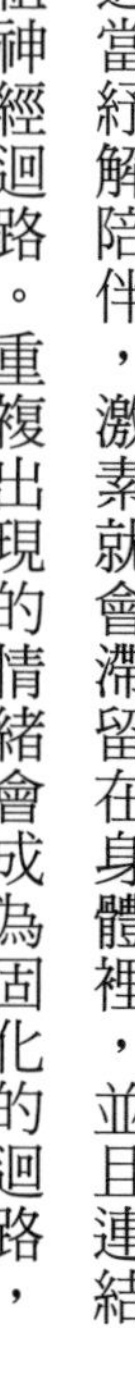

變成熟悉的感覺模式。

如果這些感覺模式成形，就會自動將許多關係都套上過去經驗的感受，產生預判和自動化的反應方式，因此導致關係真的往自己熟悉的型態發展，更強化了身體儲存的感覺模式。

而人際互動到底是什麼呢？

其實，人際互動指的是人與人相處時，透過思想、言語和行為產生的交流。

過去八年，我開過上千場相關課程，協助過數千位學員和個案處理人際問題。因此，今天我想分享「身體對人際互動的四個影響」。

透過這樣的介紹，希望能支持大家覺察身體對人際互動的影響，從而改善人際關係帶來的困惑和煩惱。

影響人際互動的身體模式一：攻擊

身體的攻擊模式，是指當一個人處在不安全狀態時，會下意識的先以攻擊他人來求自保和安全的生物性本能。例如指責他人、嘲笑謾罵、揶揄或調侃，或者壓迫、貶低、輕蔑……等等。

之所以身體會有攻擊模式，是因為在成長過程中，我們因應個體特質、外在環境、照護者的性格和行為模式，習得自保的本能。攻擊模式的背後，都是恐懼不安的心靈，害怕如果不攻擊會顯露脆弱、被感覺吞噬或者被他人傷害。

當身體處在攻擊模式時，一定會有徵兆，像是肌肉緊繃、感覺變熱、頭腦暈漲、呼吸變急促……

攻擊模式會為我們的人際關係帶來一些影響，這種狀態就像想被擁抱的刺蝟，因為總是會本能地保護自己、刺傷別人，所以很難感覺安全、被愛和親密連結。

如要改變這樣的人際互動模式，我們可以從改變身體的緊繃和僵硬開始。使用花晶時，輕敷在身體，深深呼吸，感受身體軟硬的變化、呼吸的變化，特別加強在關節處，打開身體內的空間和彈性。

舉例來說，有一個身體處在僵硬緊繃狀態的人，一旦在人際關係中有壓力，就會自然出現戰鬥模式，想要爭辯對錯、指出對方的問題，或者對方邏輯的謬誤，因此，在親密關係中出現壓力時，他無法坦誠面對內在的受傷，而是會用質疑、辯解和抗議，來攻擊對方做得不好的地方，使得關係變成戰場，自然一再重複受傷和失落。

直到這個人透過學習療癒，發現自己的攻擊模式中，有太多從小到大沒有被陪伴的委屈受傷，因此習慣在關係中先退讓忍耐，當結果不如預期，就會情緒爆炸，而自動產生攻擊防禦。最終防禦也是一種攻擊，當他

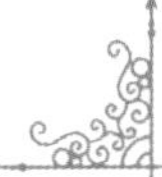

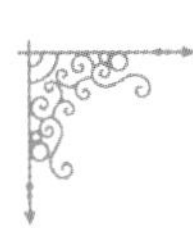

看懂自己的模式，開始可以每天花五分鐘照顧關節，陪伴身體，以此做為照顧自己的儀式，慢慢可以在承受壓力時，先回歸關心、照顧自己，而非立刻自動攻擊對方，因此關係才有了變化，他對自己的接納和照顧，也變成關係中可以支持對方的能力。

影響人際互動的身體模式二：凍結

身體的凍結模式，是指身體過於厚重黏滯，對所有人事物的感覺都很淡，經常呈現無感或沒有表情、反應的狀態。

之所以身體會產生凍結模式，是因為當我們在幼年時，遭遇重大壓力或驚嚇，身體會自動呈現「凍僵」的姿勢來保護內在心靈不受干擾，自動切斷感受，讓自己感覺不到痛苦或其他情緒。

當身體處在凍結模式時，身體會有厚重腫塞、胸悶或氣淤、水腫或特

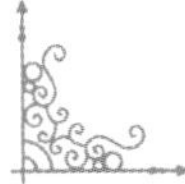

別沉重的感覺。

凍結模式會為我們的人際關係帶來一些影響，像是因為對許多事呈現無感狀態，難以貼近自己的感受，也感覺不到別人的感覺，因此經常處於關係的淡漠疏離狀態，心靈多半是很孤單的。

如要改變這樣的人際互動模式，我們可以從身體先去溶解掉造成無感狀態的沉重、臃腫、厚重和水腫的狀態，除了藉由飲食和運動、作息調整以外，最關鍵是在於開始練習用自己的手來觸碰身體，也可以透過敷上彩光花晶及花霜，震盪氣脈、激勵身體自癒力提振，並以此嘗試將注意力帶回身體，確實有效地照顧和陪伴自己。

舉例來說，有一個學生的父母早逝，而且是在他離開家的期間發生意外過世，因此他的生命彷彿凍結在那一刻，後來所有情緒都變得很疏離、淺淡，他非常努力認真地做好所有工作，卻始終無法原諒自己在那時刻沒有留在家裡，認為是自己害死了父母……

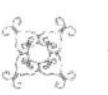
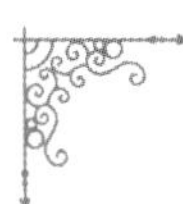

直到他學習了療癒，開始練習碰觸身體，內在深藏的愧疚和傷痛才流動出來，開始可以感覺自己、觸碰身體，持續不斷地照顧自己。當感受可以被接納、被陪伴、被擁抱，他才開始真正感受到活著仍然能擁有很多美好的事物，可以透過努力來用自己的生命榮耀父母。

影響人際互動的身體模式三：配合討好

身體的配合討好模式，是指自動化地忽略自己，身體會自動去迎合他人的感受、期望和需要。

之所以身體會產生配合討好模式，是因為從小到大在家庭環境中，需要用這樣的方式來求生存，例如在照顧者有一方比較權威的家庭，或者家裡孩子較多，某些孩子會以特別順從或特別叛逆的方式來獲得被關注、照顧的資源。

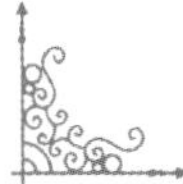

當身體處在配合討好模式時，經常會有胸口緊縮、壓抑或內縮、腰椎緊繃的狀況，也很容易呼吸短淺、胸悶，由於長期壓抑自己的感受，注意力都在別人身上，因此內在欠缺愛的品質，也很容易造成皮膚缺水、法令紋深的現象。

配合討好模式會為我們的人際關係帶來一些影響，像是長期把自己放在不重要的位置，以至於他人認為這是我們覺得舒適的方式，進而用同樣的方式對待我們。而因為真正的期待並不是如此，內在委屈感會持續累積加深，導致關係疏離、破滅。

如要改變這樣的人際互動模式，我們可以先覺察每次自我壓抑、忍耐或忽略自己時，身體有什麼樣的反應？觀察呼吸的深淺、腰椎的鬆緊、胸口的緊繃程度……無論觀察到什麼，都先深呼吸，用手敷上花晶，觀察身體反應的變化，再嗅聞手上的花晶。當我們的自我觀察照顧變成習慣，就會逐步建構一個身體的新迴路，內在語言就是「我的感受很重要」，持續累積強化這個習慣，就會從身到心形成自我負責的新習慣。

例如，我有一個五十五歲的女性學員，長年感覺自己在家裡不受重視，自己說的話不被先生聆聽、支持，許多委屈不斷地累積，讓她身心俱疲，無論上了多少身心靈課程，了解多少理論知識……當我第一次碰到她，看見她胸腔的緊縮和眼神的疲憊，她的頭部非常的淤塞，法令紋深，臉部缺水，膝蓋鼓脹。因為膝蓋對應腰，腰也對應心臟，可以推知她的腰椎也非常緊繃，欠缺自我支持的力量。

我請她先落實照顧身體，讓身體有力量支持自己。她認真落實了三個月，搭配上課時學習的自我覺察方法，每日不間斷地練習。三個月後，她的內心已經清晰很多，眼神、臉色、胸腔鬆緊程度和膝蓋的鼓脹都有明顯改善。在關係裡，她很清楚是自己的隱忍配合，導致關係的失衡，期待都會放在對方的反應上。她開始可以表達自己的感受和需求，在關係中體驗到完全不同的狀態。

影響人際互動的身體模式四：逃避

身體的逃避模式，是指身體的重心分散不穩，欠缺安定的支持力量，所以遇到壓力會以模糊不清或者迴避焦點的方式來因應。

之所以身體會產生逃避模式，是因為在過去的經驗中，欠缺一份安定的支持力量。當一個人習慣用分散注意力的方式來回應內心感受，自然會對所有的外在事物也以迴避、模糊分散的方式來回應，久而久之，身體就形成了這種搖晃不穩定的狀態，因為身心全然一致。

當身體處在逃避模式時，通常看起來會眼神渙散不聚焦，肌肉無力、鬆軟，經常會以搞笑的方式回應，但是無法直接面對壓力，深入討論事情或者自己的感受。

逃避模式會對我們的人際關係產生一些影響，像是需要討論關係中的

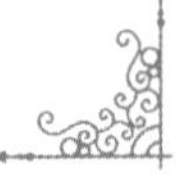

困難或挑戰時，逃避模式的人內在沒有力量面對壓力，經常會以迴避或分散的方式處理，導致關係的疏離和停滯不前、在原地打轉。

如要改變這樣的人際互動模式，我們可以先練習照顧自己的腰椎，多用紅色和黃色系的花晶和彩油來支持自己，給予自己溫暖的力量，包括多照顧自己的肋骨整圈、消化區，讓自己建構身心一致的內在穩定度，都有助於改善逃避模式。

舉例來說，有個學生在關係中習慣迴避壓力，公婆一直希望她生小孩，但是她逃避了十年，直到公婆忍無可忍，直接來押人去做試管為止，才終於面對她關係中最大的矛盾和困難——因為家人早逝，內心有一塊害怕讓長輩失望的自我鞭打，她一直沒有去面對這份痛楚。

直到不得不面對的時刻，她找上了我。我支持她開始為自己的身體負責，雖然她欠缺為身體負責的動力，但至少人總是要喝水，先從口服花

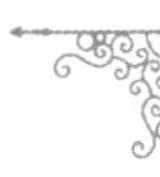
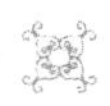

晶開始落實，然後從身體的一個部位（腰椎）去落實，再增加到兩個、三個……逐漸地，她可以有力量陪伴自己的感受。最後，她終於面對公婆說出：「爸媽，對不起，我真的不想要小孩……」儘管公婆很失望，卻還是接受了。

4個身體影響人際關係的模式	
影響人際關係的身體模式一：**攻擊**	↓從改變身體的緊繃和僵硬開始，特別加強在關節處，打開身體內的空間和彈性。
影響人際關係的身體模式二：**凍結**	↓開始練習用自己的手來觸碰身體，透過敷上彩光花晶及花霜，練習把注意力帶回身體。
影響人際關係的身體模式三：**配合討好**	↓觀察照顧身體就能持續累積強化「我的感受很重要」，從身到心形成自我負責的新習慣。
影響人際關係的身體模式四：**逃避**	↓照顧腰椎、肋骨整圈、消化區，多用紅色和黃色系的花晶和彩油，建構身心一致的內在穩定度。

擺脫身體對人際互動的影響，重新掌握健康的人際關係

透過以上介紹的「身體對人際互動的四個影響」，我希望可以幫助你覺察自己在人際互動時的模式，並透過持之以恆的觀察、照顧身體，透過身體從潛意識移除這個制約模式。

過去我一直致力於支持學員照顧身體並覺察自己，若你在擺脫身體對人際互動的影響時，有無法落實的困擾，可以訂閱官方網站，我們即將推出更多線上支持與陪伴服務。

我會透過音頻或影片、文字來支持你，協助改善執行時遇到的問題。如果你想更深入地了解，請洽官方課程報名帳號，我們的講座以及療癒師群資訊都在裡面，可以協助你更快找到解決之道喔！

官方課程帳號

官網

PART

2

開啟心靈之鑰

You hold the key

KEY 1 所有的關係都來自「自我關係」

每個孩子在生命早期對母親的渴求，就是今生最初的烙印。這種想回歸一體的動力，使得人們以盲目的方式對父母忠誠，甚至背叛或傷害自己，或以身體病痛的方式與父母延續連結。

世界是一面巨大的鏡子，會映照出心內之物。這個心內之物，可以看做是意識的種子。

療癒的途徑，是從觀察自己的身體、情緒和想法，進而了解自己有哪些意識的種子，再藉機重新耕耘內心的土壤。

藉由觀察身體的細微反應，進一步觀察重複出現的情緒，再到覺察自己的想法，接著更新內在系統。

每一種情緒都會造成細微的電流、脈衝和內分泌的變化，身體會全然接收情緒造成的電流和脈衝、激素，透過持續不斷的訓練來觀察身體感知，同時練習收攝注意力，從發散在環境、外界的刺激，回到專注在自身的感覺。

透過持續觀察，搭配持之以恆的融入身體感受，允許感受徹底流動，這是一種和內在「同頻」的練習。當一個人的感覺可以「被完全感覺到」，就會產生一種「同頻經驗」（＊註），這是安全感的基礎。

＊註：「同頻經驗」一詞，出自《第七感：啟動認知自我與感知他人的幸福連結》這本書，有興趣的讀者可延伸閱讀。

如果一個孩子可以感覺到自己的覺受被照護者「完全感覺到」，並且被回應，他就會開始對自己的感覺有所認識和接納，並且相信自己是「可以有感覺的」。

但是一般東方家庭的父母並沒有這樣的訓練和習慣，華人文化對於「感受」普遍是壓抑的，這麼一來，家庭中欠缺對感覺的討論和溫暖的回應。

幸好大腦具有神經可塑性，就算沒有被同頻（或稱為同理）過的孩子，一樣在成年之後，有機會重新訓練自己的身心，進入可以開放的感受和接納自己的狀態。不過這需要搭配身體工作，而非單純從認知去訓練可以達到的。

身體會完全接收所有的情緒和意念。若一個人對於自己的感覺是抗拒的，或許因為曾經表達感覺而被拒絕過，或是成長過程中欠缺一個有共情能力、會同理和共感自己情緒的對象，因而對感覺非常鈍化、陌生，甚或排拒，身體也會呈現無感、麻木、僵硬的狀態，或者四肢不協調的狀態。

療癒並非追根究柢，而是當下化解與改變

可以跟自己同頻的人，才能適切回應他人的感受，給予他人同頻經驗，產生親密感的連結。

「我們給不出自己沒有的東西」，一個可以透過呼吸、陪伴，以及等待、觀察來照顧自己內在感受的人，內在的空間會持續擴展，也就擁有了自我療癒的基礎。

如果沒有外境來互相映照，往往難以發現自己內心藏著許多懷疑、否定、恐懼和罪咎。例如，經常有個案或學員分享他經驗了伴侶外遇的傷痛，我總是先詢問他的父母是否也有一方發生外遇？有高達八成的回應：「是。」

如果不是，通常父母在婚姻關係中也是疏離、冷漠的。雖然保有婚姻關係，卻是名存實亡的彼此斷裂、不連結。而且再往上追溯，這種關係中的疏離狀態，通常是代代相傳的。

幸運的是，**療癒並不是追根究柢、尋找根源，而是當下化解、當下改變。**我們只需了解，**所有的感受都不是第一次發生，而是心中早已種下的種子。**有些種子是與生俱來的，原生家庭並不是原因，只是早期經驗。透過對早期經驗的重新整理，可以改變我們對早期經驗的感受。

透過持續的觀看和照顧，把自己愛回來

歷史並非不可改寫！

透過改變視角、陪伴當下的身體，讓過往未曾得到照顧的心情，在此刻被滿足、被好好照顧，對歷史的觀點、詮釋就會改變，過往留下的影響也會跟著改變。

如果一個人對於過往永遠抱持同樣的觀點、感受，就會一再固化對自己的看法，而活出源自於過去經驗、受限的生命觀。

譬如一個欠缺被共情同理的孩子，很容易在工作、關係上過度努力爭取表

現，潛意識渴望透過自己的努力來彌補內在感覺自己不夠好，或不重要的匱乏感，因而陷入無止盡的追逐成就，抑或追逐關係，追逐被認同或關注，甚至產生某種上癮現象。

但無論如何追逐，很可能內在始終有一份不被愛的傷痛，是無法藉由其他形式來彌補的欠缺和失根、匱乏感。

後現代存在主義心理治療大師歐文亞隆在生命晚年，描述自己仍會夢見母親，在夢中渴望她的認同而痛哭失聲。

這是許多人共有的一種底層情感，因為我們和母親曾經一體相連，共享呼吸、心跳、血脈、意念和所有感受。

這種生命底層的根源相連，就算出生以後，我們和母親以兩個各自獨立的個體形式存在，仍有一份情感永恆相連。

每個孩子在生命早期對母親的渴求，就是今生最初的烙印。這種想回歸一體的動力，使得許多孩子會以盲目的方式對父母忠誠，甚至背叛或傷害自己，或者以身體病痛的方式與父母延續連結。例如母親頭痛，我也頭痛，除了家族遺傳以外，有時也是一種無意識的模仿，在身體層面與母親共感、相連與效忠。

所有的隱形動力，都可以透過持續不斷的觀看和照顧，讓底層的傷痛感受可以徹底被燃燒掉，同時被自己親手愛回來。

此外，「不配得」也是一種集體共有的底層感受，只是因著不同的生命情境發展出不同的對應模式和生存機制，因此，我們總是想證明自己是對的、是好的，彷彿這樣才「配得」或「安全」、「夠好」。

【案例】澳洲花晶療癒我的身心

我曾有一段日子陷入困頓無明的狀態，把自己內在欠缺的渴求，統統轉成向外追尋的目標，希望有人可以理解我、肯定我、照顧我、支持我，無條件地愛我。

雖然渴望感情，但在感情中卻會一再被戳到內心的痛楚，所有的自我貶低、無價值感、不信任自己、無法支持和同意自己，都會被對方在關係中所有和預期不同的表現勾出情緒。當時的我並不知道解鎖的鑰匙在自己身上，一直以為是「找不對人」的問題。

直到十三年前進入療癒領域學習，逐步發現自己內在存有太多的痛點，而且完全無法和自己相處，持續的遇見無法善待我的對象，而我總是壓抑自己的感受來配合討好、來符合內心深處覺得自己不是個好小孩的自我厭棄感。

這些都是無意識的過往經驗重播，它們會變成身體記憶，潛意識會透過身體的自動反應來創造出符合我認知的關係，而當時我並不知道這些都可以從身體印記去改變和修正。

如同本書〈出版緣起〉所述——十三年前，我在因緣際會下認識了澳洲花晶，開始以身體作為療癒的入口，練習和自己殘破的內心和解……

慢慢的，我能打從心底接受父母親努力愛我的方式，只不過是複製上一代、他們認為對的方式，雖然他們愛我的方式不是我期望的，但他們真的盡力了。

就在我開始以身體作為入口療癒自己，身體機能也逐日強健起來。大學時期我會經痛到無法下床，季節交替時尾椎部位非常痠痛，還有長期失眠問題……這些都徹底改善了。

當我可以感受到身體的溫暖支持時，其實是我終於願意照顧自己了。被照顧好的身體，會感受到一種來自身體的愛與溫暖，以及內在力量，就是不再內耗、跟自己的天性搏鬥了。

我因此終於學會認可自己，也接受自己的缺點，這些缺點進而成為可以支持我追求夢想的特質。例如任性、善變、衝動和無法對外在框架妥協，變成我可以堅持追求目標，彈性調整自己，擁有行動力和滋養自己的能力，可以理解他人且同時忠於自己。

這些「特質」曾經是父母最擔憂、希望我可以改變，以便適應社會規範、好好生存下去的「問題」。直到我放棄為了追求被愛而假裝自己是另一個人，我體驗到的安全感、滿足感和自由，其實都是與生俱來的本質，不需要任何人同意就可以享有的。

就這樣，學習和推廣療癒成為我生命中的必然，因為它確實改變了我整個人生！

【練習】正視並感受身體裡的生命軌跡

我們的內在有兩股力量，一是來自父親家族的生命樹，另一來自母親家族的生命樹。如果要讓兩股能量彼此和諧，讓一個人的生命中既有母親的滋養和接納，也有父親的支持和推動，那麼這一刻，在心中把父母親放在我們的背面，讓他們能夠並肩在一起，再把自己放在他們的對面。

接著在心中看著父母親，無論他們經驗了什麼樣的相處模式，可能這一生有過很多的紛擾、爭執，也可能他們情感靠近或情感不靠近。

或許有一些委屈，一方強勢，另一方比較弱……不管怎麼樣，我們在這一刻看著他們，完全的敬重，他們有著自己的命運，你只是一個孩子，我們把自己放在小的位置，仰望著父親和母親。

他們的背後也有著自己的家庭，有著自己的父母，一代傳承一代，所以他們也是一個家庭的顯化，看向他們，全然的敬重，然後把你自己放在前面，這個圖像放到你心中，再去感受這一刻，你內在的空間，或者呼吸，有沒有不一樣？

然後睜開眼睛、站起來，慢慢的移動，越慢越好，感受你的左腳和右腳哪一邊比較緊繃或沉重？習慣先跨出哪一隻腳？

仔細去感受兩腳跨出去的步伐有沒有不同？

接下來慢慢地走，試著讓每一步自動化地走到更深，用你自己的方向走，踏在自己生命的道路上。

每一步踏在父母親連結的能量，一步一步往前走向更早的生命軌跡，來到二十歲的那個年紀，你怎麼定義你的二十歲呢？

想像在你面前的地板上有一個圓圈圈，那裡代表著二十歲，定位清楚之後一腳跨進去，讓身體去感受——當你站在二十歲的時刻，那時候身體會有什麼感受？

當時你在哪裡？是不是還在念書？是不是離開家庭了？在哪裡念書？置身在什麼樣的環境？生命中有哪些重要的人嗎？或者你生命中有什麼樣的轉折？

當你踩在二十歲，用身體去感知，在二十歲的時刻，你呼吸是怎麼樣的？你身體是有力量的嗎？背部能不能挺直？腳有力量嗎？也可能會有些事件浮現，也可能沒有。

當你記得二十歲之後，跨出這個圈圈回到你生命的軌跡上，一步一步踏著，我們會來到十九歲，十八、十七歲，那時候大概在念高中。再往更早更小的十六、十五歲、國中時期，當時的歲月必然與二十歲的經驗不同。

國中是一個很重要的轉折期，慢慢地踏到十四歲。等會在地板上設立一個十三歲的圓圈踏進去，踩在你的十三歲，那個時刻從國小來到國中，面對很多的未知。十三歲，那個時刻的你，家住在哪裡？生命中最重要的關係人是誰？從小學跨到國中，會有一些什麼樣的內在經驗嗎？或者某一種情緒，或關係的特質？踩在十三歲，這個時刻的你，呼吸、身體和心跳有沒有不同？跟二十歲的你有沒有不一樣？

踏出去之後，往更早來到十二歲，十一、十歲……小學時期，當時你在哪裡念小學？那時候你生命中最重要的可能同學或老師，必然不一樣。接著八歲，再來到五、六歲、四歲，等會邀請你一腳跨入三歲的設定圈。

三歲可能有些人已經上幼稚園了，頭腦不需要記得，你只要踩在三歲的圈圈裡面，你的身體會記得。三歲的你，能不能站得穩？呼吸有沒有不同？你的心跳，你的內在有些什麼樣的心境？

三歲肯定跟你的十三歲、二十歲是不一樣的，頭腦不需要記得，但身體會帶出你在三歲的能量、情緒狀態和心境，不一定是事件，因為事件真的不需要記得，也不重要，但事件所留下來的印記，身體會記得。

接著來到更早的二歲，你真的不會記得二歲的事情，也有可能你會有一點點的記憶，讓這個腳步帶著你，來到二歲、一歲，等會進入到一個關鍵點，就是你出生的那一刻，你一腳跨進去出生時刻，讓身體帶著你去感受出生那一刻，你有著什麼樣的經驗？

這一刻你的身體是穩定的嗎？有些什麼樣的感受？呼吸、心跳、你的脊椎是緊張的還是可以放鬆挺立的？

現在，來到下一個圓圈圈，跨進去，來到你在母親的肚子裡、三個月時。站在圓圈圈裡，你體驗到與母親的連結，母親的某一種能量、情緒特質。所以三個月跟出生、三歲、十三歲、二十歲，每個階段的感受必然不同。

慢慢打開眼睛，寫下你在每一個年齡有什麼不同的感受，身體有著什麼樣的反應？

花鑰心語

形體反映心念、情緒的總和。

◎胸口淤塞，代表很多感受壓抑在胸口無法流動，無法自在袒露。

◎腰椎緊繃，代表內在需要被支持，通常對應經濟壓力。

◎下肢腫脹，通常背負原生家庭的情緒重擔，腳步沉重無法輕鬆行動。

◎下肢細弱，內心感受來自家庭的支持或根基不穩固，需要靠自己。

◎肩頸僵硬，通常習慣承擔責任，有硬頸精神，習於固定視角，無法輕鬆轉換觀點。

花晶療癒的關鍵在於心法，只是由身體入手，可以直接看見內在變化的程度，並且運用身體流動輔助心念轉化。

今天，我是否開始練習觀察身體的表達，並且有耐心的回應和照顧？

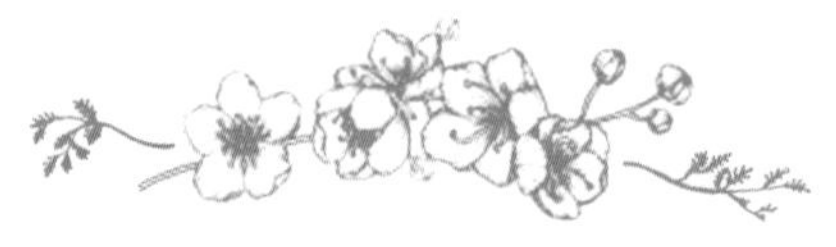

KEY 2 療癒的關鍵，在於成為「內在父母」

身體記得的都是過去的感受和情緒，你正在陪伴的是過往被忽略的自己。無論是否能完全融入陪伴情緒，這都是與自己重逢的開始。

許多新生命來到世界上，就和父母親的肉體分開了。

也有許多人終其一生仰望著自己的父母，或者困於內在的傷痛。光是帶著傷痛生存就用盡全力，根本無法好好給予關注、與孩子心靈相依。

小孩在六歲之前是處在「照單全收」的狀態，全然接收環境的刺激，依據接收的刺激，不斷建立腦中的神經元連結。

這個階段的孩子會全然吸收父母的情緒、感受，以及潛移默化、內化父母親對關係、對自己和對生命的看法。

如果子女有意識地想活出和父母不一樣的生命，需要先覺察到自己內在發生了什麼，並且有意識地持續調整能量，持續重新選擇。

當我們想要體驗屬於自己的生命風景，會有一個階段，必須選擇放下父母的價值觀，以及從小習得的信念。

這會是一個難以被家族認可、支持的孤獨階段，但是，只要這個子女清楚知道，離開家是為了帶更多幸福的能量回家，這樣的孤獨階段就可以帶著希望。

父母親若有一方外遇，就算沒有明說，孩子依然可以百分百讀取到父母對彼此的感受、情緒和看法。

每一個孩子內在都有來自父母的血脈和能量，如果他認為父母有一方造成另一方的受傷，其內在會有痛苦，第一層痛苦是無法去愛加害的一方，因為愛加害方會讓自己對受害方內疚。第二層痛苦是無法愛自己，因為自己有一部分來自加害的一方，這種對自己的否定會讓孩子痛苦，甚至有罪咎感。

罪咎是一種隱性的驅力，會自動化的懲罰自己，譬如在關係中以忍受痛苦來平衡內在的罪咎感。

創傷的自動延續模式

創傷（也可稱創傷印記），就像一顆種子，它烙印在心靈，記錄在身體。

創傷會自動延續，模式有三：第一種是孩子變成加害者，第二種是孩子成為受害者，第三種是孩子會成為拯救者。

當孩子變成加害者時，會體驗到加害一方內在的掙扎、痛苦，因而在心中寬恕加害一方。若能在內心真正寬恕父母曾經的過失，內在的衝突、分裂和痛苦就會痊癒。

當孩子變成受害者，他會再次複製受害一方的命運，潛意識與受害一方連結，或者再次驗證受害一方對自己生命的看法，這也是孩子在內心對父母盲目效忠的一種方式。

當孩子變成拯救者，他會在關係中自動受到受害者的吸引，無意識地透過拯救對方來維持內心的平衡，或者扭轉過去無法成功拯救父母的缺憾，這樣的固有模式，在沒有覺察的時候，會持續創造出需要自己拯救的人和情境。

而當某種角色深植身體記憶，並持續成功透過拯救他人來滿足內在孩子對照顧父母的渴望，這個人有可能會更難承認、接納和重視自己的需求。

這種關係中隱形的動力並非來自頭腦認知，而是身體的自動化程式。

生命有趨向整合、趨向愛的隱形動力，我們越抗拒成為父母其中一方，越是在潛意識會自動化的模仿或複製。

例如許多孩子認定父母其中一方是加害方，立志不要跟加害方一樣，但每個孩子內在都有同時能夠愛爸爸和愛媽媽的需求，當一個孩子拒絕了父母某一方，也就拒絕了自己的一部分，而造成內在的分裂和痛苦。

這種痛苦會使這個孩子很難在關係中表達、承認和滿足自己的需求，這樣的自我壓抑和否定，很容易讓他在無意識之間、在關係中得到和印象中父母關係相同的結果。

療癒的關鍵在於有能量從慣性中停下來，好好照顧和觀看自己，允許內在小孩曾經感受過的傷痛和無助，被現在的自己好好擁抱、照顧，不再迴避體驗受傷感，讓過去的自己在身體裡被真正的愛回來，生命的劇本才會解套，不再自動化的複製創傷。

【案例1】當女兒願意為自己負責，母親也跟著轉化成長

一個學習療癒的女兒，不斷想要拯救自己的母親，讓她從負面的自我攻擊，以及對自己命運的自憐自艾中改變。

母親患有免疫系統方面的疾病，這是一種過度防衛的心理狀態變成身體的自我攻擊狀態。這個母親早年失親、喪偶，在她的世界裡，所有的幸福都將被毀滅、自己會不斷遭受遺棄。

為了抵禦這種無助和痛苦，她發展出一套攻擊和防衛的思想言行模式，她經常否定女兒的言行，害怕女兒太天真會遭受欺負，會以各種擔憂來控制女兒，這是母親用來保護女兒的方法，也反映了母親自己內在的強烈不安全感。

女兒的性格天真活潑，卻始終得不到被媽媽肯定和接納的渴望，這是她心中最深的傷痛。這樣的感受也重複出現在她的親密關係，不斷經驗被控制、被否定的模式，直到開始學習療癒和覺察，女兒決心為自己的生命做出改變，也決定用

花晶來照顧和支持自己。

但是在療癒的初期，自我療癒卻一直被慣性擋住。

當「不被愛」在生命中成為常駐程式，打開自己接受愛，會讓人特別感覺脆弱渺小和無助，甚至覺得「自我」要被瓦解掉，很深的恐懼和不安會傾巢而出，感覺特別抗拒。

這個女兒因緣際會來到我的身邊，接受我的支持，透過持續觀照自己的身體和情緒模式，她看見自己的抵抗和防衛，知道自己在關係中充滿恐懼、懷疑，也願意練習在這些防衛程式升起時，慢慢陪伴自己的恐懼和懷疑，每天持續不斷地照顧自己，陪伴著每一股情緒能量在身體裡沖刷時帶來的張力。

直到這兩股能量從身體被消融，感覺到自己被關心、凝視、肯定和欣賞時，第一反應不再是退縮、懷疑、自貶和抗拒。這個女兒很驚訝地發現，母親的情緒也變得平和許多。

由於在療癒的過程中，女兒的注意力收回自身，焦點不再放在母親身上。這對母親而言，控制的力道忽然沒有著力點，她內在的攻擊性也因為不再被還擊，就像打在棉花上的鐵拳，逐漸弱化了。

母親也感受到女兒的情緒日漸平和，潛意識覺得女兒可以為自己的生命負責，這讓她一直以來恐懼自己「不是好母親」，以及擔憂女兒無法生存的心理壓力減輕許多。

當女兒不再想改變母親時，兩人之間的對抗張力也消失了。

當女兒願意為自己的幸福、快樂負責時，無形當中，也支持到母親的轉化與成長。

轉化所需的時間，每一個體的情況都不一樣，因著機緣、意圖、決心不同而有所差異。

【案例2】一個月的花晶療癒，把自己愛回來的男子

事業有成、外表穿著出眾的X先生出身單親家庭，他的父親長年在監獄服刑，出獄回家後，並沒有變成妻小期盼的好丈夫、好爸爸，而是酗酒、打老婆小孩又外遇，長年流連聲色場所也不願回家。

X先生從小看著不成材的父親和辛苦養育自己的母親，發誓自己絕不要跟父親一樣做個沒有用、被人看不起的人。他打從心底瞧不起自己的父親，認為父親是一個失敗者。並且發憤努力工作，很快就登上外資企業高階主管的位置。他的妻子也是一位犧牲奉獻付出型的女性，十分獨立，和他母親的類型相近。兩人認識不久後開始交往，半年後就結婚了。

結婚之後，X先生將所有心力投注在工作上，他心中暗藏的傷痛不僅來自於母親的辛勞，還有源自童年時期同儕的眼光。為了不被人瞧不起，他比一般人付出更多時間心力去爭取客戶的信任，儘管應酬喝酒到半夜，仍然可以整夜通宵準備早上的會議報告，就這樣不斷往上晉升到公司高階主管的位置。

雖然他沒有外遇情事，卻跟妻子之間的關係疏離。每當他看著妻子無怨無悔地付出、照顧小孩的身影，熟悉的內疚感就會浮現心頭，卻無法面對處理，只能更努力用物質來證明自己是個有用、有價值、負責任的好丈夫。面對妻子不滿的情緒，他只能用冷漠以對的方式處理，久而久之，兩人的婚姻進入名存實亡的狀態。

最後，妻子發生外遇了。他們和平分手，小孩的撫養權歸太太，並將一半財產給了妻子。離婚後，X先生開始陷入情緒低落、失眠和自律神經失調的狀態，長期在感情上的封閉，讓他把焦點都擺在工作上，忽略了自己追求工作成就和目標的動機，其實也是透過這些成就來避免再次感覺到熟悉的無助和自責、內疚，甚至透過他人的羨慕來肯定自己，用來感覺自己很棒。沒有了婚姻關係，他無法再麻痺自己的失落、挫敗和孤單感，開始失眠、情緒低落，身體出現大大小小的狀況，也到身心科看診，幫助自己入眠和穩定情緒。

因緣際會之下，X先生和我有了第一次見面。

【練習】跟身體回復「有感連結」

首先，我帶著他做深呼吸，並請他用手輕柔撫觸自己的膝蓋和胸口。剛開始他顯得侷促不安，我詢問他是否願意嘗試用花晶來輔助和自己身體做連結，他表示願意接受，我便滴了三滴花晶到他的手上，請他再次敷著胸口和膝蓋，感受敷的部位鬆緊、輕重程度的變化。不到幾分鐘，他安定下來，表示敷的地方感覺熱熱的，變得比較放鬆和溫暖。

我請他嗅聞手上的花晶氣味，並再次做五個深呼吸，觀察身體是否跑出其他的感覺？他發現肩頸特別僵硬、緊繃，頭部也有點重，腳感覺緊緊的，彷彿被定在地板上動彈不得。

我先欣賞他的努力，能夠感知到這些身體的訊號，代表他的注意力已經從發散在各種念頭和外界的訊號刺激，收攝了大半回到身體，這是一個很好的進展。

第一週，我請他每天做這樣的身體感知練習。只需每天三分鐘，用花晶敷著

身體，感覺身體輕重、鬆緊、軟硬和冷熱的變化，與身體保持連結。

身體不同部位的每一種感受，我請他用1～10分來做使用前後的紀錄。如果身體氣脈流動的時候，有些不熟悉的情緒感受跑出來，譬如感覺鼻酸、想哭，或者某些畫面自動浮現出來，都只需要深深呼吸，對身體送入意念：「我感覺到你了。我看見你了。」

只要有做，就請他好好欣賞自己的努力，跟自己說：「謝謝你的努力，我看見了。」

第二次見面，他的氣色變得比較明亮，神情安定了一些。我問他是否每天執行這樣的身體連結練習？他說：「真的有用。但是不明白為什麼出現很多很久沒有感受到的情緒……」他覺得既陌生又無助，而且很害怕自己變成一個脆弱不堪的人。

首先，我請他好好欣賞自己的練習，只做了一週，就能回復跟某些感受的連結，這代表他的內在是很開放的，願意誠實地允許感受浮現，而且誠實地表達出來，這點真的不容易！

我跟他分享，身體記得的都是過去的感受和情緒，你正在陪伴的，是過往被忽略的自己。

無論是否能完全感受到過去的情緒，你都在做一個很重要、與自己重建連結的練習。

這一次，我請他找一個抱枕代表自己的感受，當情緒感受湧現，就好好地抱著抱枕去陪伴。

這些練習對X先生來說並不容易，但他是一個很有決心的人，身體看起來特別堅毅，稜角分明、骨骼突出。他說，他已經切斷感受太久了，這一次他感覺到自己有機會可以改變，也決心要改變。

雖然陪伴這些感受是很不舒服的，他習慣解決問題，而不是陪伴感受。長期的婚姻疏離、和自己疏離，他心知肚明，這樣的模式已經不再能讓他的生命更幸福快樂。

個案與療癒師的相遇，都是能量共振的相互吸引，是個案轉化的意願帶領自己改變，療癒師只是如實的反映，並支持個案練習將注意力從向外發散，收攝到關注自己。

通常身體僵硬的人，意志力比較強，一旦決定要改變，就會付諸行動。肌肉較鬆軟的人，通常以配合為主，在關係中的容忍、協調性高，卻無法堅持自己的意志。

療癒的目標是軟硬平衡，既有肌力和堅毅，也有彈性、柔軟度和協調性。

感謝X先生對我的信任。第二週，**我邀請他開始允許內在感受流動，只要感受湧現，就深深呼吸、用花晶輕柔撫觸身體，然後抱抱枕，不急著解決這些情緒感受，只是單純的陪伴。**

當身體處在緊繃、防禦狀態時，要能陪伴自己並不容易。**我邀請他每天用純天然的墨泥（moor mud）泡澡，幫助氣脈暢通。泡完泥之後，請他用花晶、花霜照顧手腳關節，每個部位給自己三個深呼吸，眼睛閉上，練習感覺身體，並且帶著他做了一次。**

從早晚各五～十分鐘開始，跟身體回復「有感連結」。

第三週，X先生來到我面前，他原本緊繃、有稜有角的線條，已經變得放鬆柔和許多。他說，每天在執行自我陪伴練習的時候，有時會出現一些小時候的感覺和畫面，他對那些畫面和感受非常害怕、抗拒，所以進入到「有感連結」沒多久，就趕快抱起抱枕，對自己說：「那些都過去了，不要怕。」

我跟他分享，所有感受都只是需要被接住。

越是告訴自己「不要怕」，怕的感覺越容易被壓得更深、更隱微強烈。

我邀請他練習對身體送入意念或輕聲說：「我知道你很害怕，我陪你。」

「接住害怕」的練習，他同樣練習了一週。

我讚嘆他的決心和毅力，而且他落實一週泡墨泥二~三次，每天早晚花五~十分鐘用綠色和紅色花晶混合在光子花鑰霜中，敷擦手腳關節淋巴各一圈，以及頸椎和尾椎，身體協調度已經明顯回復到比之前平衡流暢的狀態。

能夠這樣決心把自己愛回來的人，是內在已經準備好改變的人。

許多人會卡在原地許久，是因為過往的印記負荷太厚重，烙印在身體和心靈，讓人動彈不得，而且害怕改變，甚至害怕變好。

X先生能落實每日的身體有感連結，經常抱抱枕陪伴自己，這些都需要非常有毅力才做得到。

第四週，X先生的臉上已經不再暗沉無光，身體看起來放鬆自在許多，整個人流露出一種大男孩的活力。

他說，現在吃飯都能感覺到味道，走在路上可以發現天空的雲彩和光影變換，這些對他來說都非常新奇。

原來，感官回復連結，注意力也跟著自由開展，體驗到的世界變得豐富多彩，這些都讓他發現過往四十幾年的生命，活得多麼收縮和僵固！

不過他也開始感覺到失落和空虛，翻找聯絡簿、聯絡人，他可以想像不管找誰，都是喝酒、吃飯、玩樂、唱歌，一陣聲光娛樂結束後回到家，迎接自己的仍是一股空虛寂寞的難受。

我先肯定他已經擁有「願意感覺寂寞」的能力，代表他開始願意關心自己。而且因為他每天願意落實照顧全身的關節淋巴，身體已經回復有力量的平衡狀態，原先的浮腫和虛胖消失，體內發炎情況減少，膚色也變亮了，眼神顯得安定聚焦，整體看起來年輕有活力許多。

這一週，我邀請他開始在敷完花晶之後靜心一下，單純地安靜下來深呼吸，觀察內在的感受、身體的感覺。

如果有念頭或情緒浮起，請他把這些念頭和情緒當成路上來往不停的車子，而他是站在路邊觀望這些車子的自己。

單純觀察，不干涉、不介入也不刻意扭轉，更無須評判。

能夠養成照顧自己、幫細胞調整頻率的習慣，搭配靜心、觀察情緒和念頭，許多習慣都會逐漸脫落。

我邀請他多觀察自己內在發生什麼事，每當觀察到，就深呼吸。觀察身體的輕重、冷熱、軟硬和鬆緊，想像身體是一個生態系，自己是一個生物觀察者，對身體每一個物理變化進行觀察和紀錄，用1～10分來記錄身體的感覺。

觀察到之後，只需要輕輕敷著身體有感覺的部位，融入身體的感覺，對身體送入：「我感覺到你了。」

X先生執行了一週之後，跟我分享——他發現自己大部分的念頭都是紛亂、彼此矛盾的，而且身體一累，或者工作壓力一大，念頭就會開始此起彼落的紛飛，讓他無法聚精會神地處於當下。

不過當他覺察到自己正在意念紛飛，而且可以停下來觀察呼吸，觀察身體的鬆緊、輕重、軟硬和冷熱，試著觀察每一個念頭的來去，他感覺平穩而放鬆許多，對自己的感覺也變好了。

從這次之後，他改成每個月來找我一次，到現在已經一年多了，他對許多事物的感受變得開放而敏銳，習慣注意自己的呼吸和身體感覺，他自己描述：「內在彷彿一個被好好關心照顧的孩子，感覺受到支持，可以自由探索內在的情緒，身體變得比較協調而柔軟。」

X先生也開始運動、創作，學習打開生活的觸角，不只是將全副精力放在工作表現。他感覺自己開始真實地活著，和萬物產生連結和交流，內心平靜而滿足。

在常去的登山社團裡，他認識了新的感情對象，是一個性情成熟、開放且柔軟、興趣一致的人。當他開始可以接納自己的感覺時，在關係中出現意見差異或期待落差時，他也能和對方表達自己的感受和需求。在關係上，他能夠同時照顧自己和對方的感受，建立了有別於以往疏離的親密關係，他描述他們的關係是兩個人既成熟獨立，又相互親近連結的。

關係狀態反映出一個人內在與自己親密的能力，看見他們幸福的樣子，我也深深為他們喜悅。

花鑰心語

孩子對父母的盲目效忠，有時會顯現在身體型態或症狀的複製。

身體是信念的具體顯現，身體型態的複製，代表信念的承襲。

就算表面選擇不同的道路，但觀察身體型態，可以看出一個人內在如何承接家族信念。

例如在男尊女卑的家庭中，女性是否活得特別有用、有擔當？身體右側是否特別容易受傷，或者異常發達？

每一個選擇過勞的人，都可以覺察自己是否無意識地害怕輕鬆、害怕無用、害怕感受背叛父母信念的罪咎？

今天，我是否願意停下來五分鐘，專心呼吸，好好體察自己的感覺？

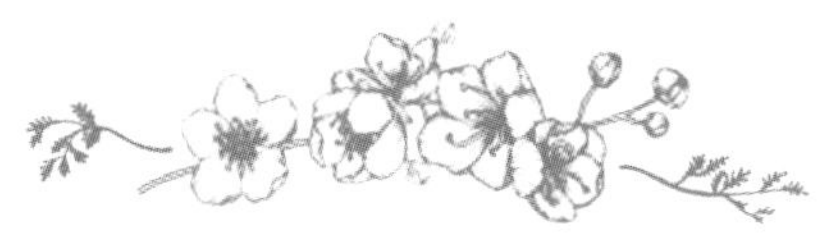

KEY 3 透過身體來修復「內在小孩」，把自己重新愛回來

很多療癒的學派都會說要愛我們的「內在小孩」，但究竟要怎麼愛呢？身體是一個巨大的接收器，它會記錄一個人從小到大所有的經驗，父母怎麼碰觸小孩，小孩也會習慣用同樣的方式碰觸自己，這等於是身體習慣被對待的「底片」。

每個人內心深處都有個隱藏的部分，這個部分和日常外顯的言行有所不同，是由我們從小到大各種壓抑、逃避、不願面對的情緒積累而成，基本狀態是渴望被愛，從小累積、未被滿足的期望都儲存在此，這特別容易影響親密關係，因為

人在面對伴侶時，很容易鬆懈並展現自己最原始的一面，退化成一個需要被愛的小孩。

「內在小孩」可以視為我們的「感覺習慣」或「情緒模式」，包括我們看待自己的方式，對特定人事物的感受，還有習慣用來保護自己或與他人連結的方式。

我們可以把所有的情緒反應，都視為需要被接住、被回應、被陪伴的「內在小孩」，透過情緒的出現來好好陪伴自己。

另一個角度，則是觀想童年的自己出現在面前，想像如果他不是我，而是另一個孩子，當我看著他的努力，會不會願意給他一個肯定、心疼和擁抱呢？

很多人被訓練成對自己不可以有同情心的性格，覺得對自己有同情心會讓自己停留在無用的狀態，這其實是一種把人工具化的功利思想。這樣的想法往往代代相傳，變成許多家庭中的隱形守則，也讓許多人和自己的內在失去了連結和溫柔。

如何透過身體來修復「內在小孩」？

生命中發生的所有一切，身體都在場。身體如實回應所有的心念和情緒，而沒有被完整經驗完畢的情緒，就儲存在身體裡，因此，很多情緒反應其實是一種不斷重複刻印的自動化程式。

大腦具有自動保護裝置，為了避免想起創傷帶來的痛苦，會選擇性遺忘。同時大腦也會創造一些避開危險的按鍵，只要類似的情境快要勾出未消融的痛苦，就會以強烈的情緒反應來提醒自己「避開危險」。

修復安全感、修復「內在小孩」，才能讓人獲得不假他求、自體完整的幸福。

很多療癒的學派都會說，要愛我們的「內在小孩」，但究竟要怎麼愛呢？最簡便的方法，就是「輕柔觸碰身體」。

身體是一個巨大的接收器，它會記錄一個人從小到大所有的經驗，父母怎麼碰觸小孩，小孩也會習慣用同樣的方式碰觸自己，這等於是身體習慣被對待的「底片」。

如果父母對待小孩的模式比較粗暴，這個小孩長大後會習慣粗暴對待自己，也會對粗暴對待自己的人有莫名的熟悉、親切，甚至認同感，對他溫柔一點，他反而會產生抗拒。

其實這就是讓人們在愛情裡陷入困境的主因：被父母苛待的人，傾向會去追尋一個苛待他的伴侶，試圖扭轉過去受傷的感覺，達到一種**雙重扭轉**的效果——既扭轉了現在無法被愛的困境，也扭轉了內在曾經不被愛的失落和無助。

但是內在關係底片沒有改變時，這樣的扭轉經常無效，多數的人會反覆經驗這樣的過程，直到內在看懂自己真正的渴求，而且願意開始為自己負責。

如何透過身體修復「內在小孩」？

具體方法是：很輕柔地撫摸、撫觸著身體，像對待新生的寶寶一樣，右手宛如一片葉子落在水面上溫柔地撫觸左手，這會讓你的身體記得被溫柔對待的感覺。

如果我們這般溫柔地撫摸全身，很容易就能讓身體進入一種放鬆的狀態。

有些人這樣做時，會起雞皮疙瘩，因為從未被這樣輕柔對待，身體自動起了抗拒的反應，這也是很好的觀察。

持之以恆的輸入新的方式和能量，身體記憶就會進入新的階段，開始擁有親密連結的關係底片，而創造出新的關係狀態。

這麼做的時候，身體等於直接被補充一個新的經驗、新的神經連結，慢慢開始相信自己是一個值得被溫柔對待的人，自然也會逐漸能夠選擇呵護、疼惜、珍愛自己的對象。

這個過程非常重要。請大家嘗試練習，從今天開始，創造一些可以獨處的療癒時空，徹底去體驗生活中的細微感受，做完之後，請你觀察身體的感覺和心裡的感覺，是不是變得更輕鬆、更自由、更有力量呢？

請默念或運用觀想送入以下這個意念到全身細胞：**「過去所有的經歷，都不能夠定義『我』是誰，過去所有的經歷，都是為了來引導我。」**

我們每一刻都可以重新選擇，重新決定：我是誰。

心中對於「我是誰」的認定，會決定自己要執行什麼行動。而做了這些行動，就會擁有特定的體驗。

【案例】揮別柔弱少女感，擁抱成熟女性能量

小愛年過四旬，皮膚白皙，身材略胖，與人應對感覺很有教養，總是保持微笑，卻隱約顯得無奈與愁苦。她的長相有種龍門客棧老闆娘的風致，長洋裝掩蓋

著發福的身軀，豐腴中透著一抹風情。雖不是青春正茂的年紀，仍隱隱透著少女經常會有的嬌羞氣息。

客觀上來說，小愛是個挺成功的人。她開了間進出口貿易公司，穩健運作十餘年。雖沒有暴富，但生活品質不錯，也買了房子，生了兩個孩子。給員工的薪水也挺高，還經常自掏腰包宴請員工吃飯。

表面看起來像是人生勝利組，也是一位成功、有成就的企業家。只不過她長期有肩頸沾黏和脊椎錯位問題，看過醫生也做了一段時間的復健跟推拿，問題始終沒有真正改善。

後來經朋友介紹找到我的時候，說是因為這些身體病症，正多方嘗試尋找解方。

經營一家公司壓力肯定大，縱使員工不多，也有很多瑣碎的金流、海關查驗、網路行銷、貨品檢驗……等問題需要解決。即便這些小愛都能搞定，卻也不免感到勞碌心累壓力大。

再加上公司業務慢慢擴張，持續有用人需求。儘管她求才若渴，一路走來，對人性卻常感失望。小愛因為經常要去各地出差看廠房、談生意，沒法一直待在公司看頭看尾，不料，曾經信賴的會計竟做假帳掏空被她逮到。

曾經喜愛並重用的業務，也算是位居公司第二的角色，居然長期收受回扣，還在公司裡散布謠言——「老闆對我們很好是因為他賺很多，我們只分到一點微薄利潤，本質上是她的奴才」、「老闆都是靠我們幫她打天下，她都坐享其成。」更曾在個人臉書批評小愛的決策荒謬愚昧，鼓動其他同事一起離職創業，還做類似的產業，跟她競爭。最後，離職的採購和其他員工沒有做出成果，不到一年公司就收了。

這些商場爾虞我詐的事件，不僅讓小愛吃足苦頭，苦心栽培的員工也少掉一大半。

類似的背叛事件經常隔一陣子就發生，有些員工原本還是她的好友、親屬……這些事讓她產生很深的陰影，她覺得自己只是平民百姓人家，憑本事從事業務工作賺到第一桶金，進而開設公司。員工只要努力做事，都可以獲取高於業界行情的薪資，為何他們還是選擇背叛與污衊我呢？

幾經波折不順後，小愛知道自己若想輕鬆些、讓公司業務持續擴張成長，就得找人分擔工作量。但一朝被蛇咬，她不敢相信會有適合的人來幫助，只好就這麼辛苦地維持公司運作。

她倒是思考過，或者反其道而行，就把公司規模縮小，自己也不用那麼累，支付那麼高的人力與場地成本。下一秒又想到，雖然公司目前這樣養活約十個員工，背後卻是十個家庭，總覺得自己對那些員工跟員工的家人有份責任。只是她也不免懷疑，員工們真會珍惜這個工作，並感謝她的默默努力嗎？

創業艱辛之外，小愛的生活過得也不開心。她的父親是個連續創業者，年輕時非常英俊有魅力，人際關係很好，時常應酬，不會重男輕女，對小愛萬般疼愛。童年時期的小愛一邊享受著父親的寵愛，一邊感受著母親的委屈、擔憂、傷心、害怕……也感受到父母之間的疏離感——母親恆常處於失落無助的狀態，身體狀況很差，做著一份尚稱穩定但薪資平平的會計工作。每當爸爸大手大腳的錢進錢出，媽媽這份收入就必須支持家裡的開銷、小愛的學費和生活費等等。

直到小愛出社會，才發現父親的經營方式是有點挖東牆補西牆，憑借的是祖父的遺產慢慢揮霍，又跟眾親友周轉，直到小愛成年時，錢財也差不多燒盡。

照小愛父親的說法，這一切純粹是運氣不好，但小愛心裡很清楚，真相是爸爸不具風險概念，又沒把整筆帳算清楚罷了，總用賭博的思維投資，又講不聽，算是「靠運氣賺錢，憑實力賠錢」。小愛的爸爸年紀雖大，卻還想要搏一搏，欠資金就想找親友故舊投資，這也讓小愛的母親非常不諒解，覺得先生一輩子都沒有扎實的辦好一件事。之前由於小愛尚未成年，爸媽才維持表面的和平。

最後小愛為了讓父親別再瞎搞，免得債務老是還不完，趁著父親養病的機會，跟父母談好，每個月固定給一筆生活費，讓他們養老，也當作是請兩老偶爾幫忙照顧小孩的費用。

小愛的先生在一家銀行從事內勤工作，當初兩人是考慮到太太做業務，擔心收入不穩，先生受雇就可以讓家裡有個穩定收入。但小愛很快就賺到人生的第一桶金，接著還創業成功。先生因為能力有限，在銀行沒有升遷前景，久而久之人也懶了，加上小愛實在會賺錢，他便順理成章不再努力了。

先生對照顧小孩也不太用心，多數時間都是交給小愛跟小愛的爸媽負責。也不太做家事，大多交給小愛打理。小愛出差就叫家事服務。他的空閒時間都是拿來健身、打網遊、交際應酬，更在遊戲裡結交異性朋友，天天傳訊。先生很重視自己的外貌跟穿著打扮，但夫妻倆卻很久沒有性關係了。

小愛時常忍不住懷疑老公是不是出軌了，但又不願深想。因為假若先生真出軌了，小愛自問沒法果斷離婚，無法接受因離婚帶來的巨大衝擊，也沒有心力去應付永無止境的官司問題。她更認為孩子還小，仍需要一個父親。

她也不免感慨自己年輕時風華正茂，追求者眾，嫁給先生不求當個少奶奶，只希望夫妻互相扶助，最後卻變成都她一個人在為家庭努力，先生的薪水都是自己月月花光，不曾拿回家，她卻要負責所有家用、房貸、小孩學費，又要顧小孩和負責打掃家裡，實在太累叫個外賣或家事服務，還要被嫌棄沒有扮演好太太跟媽媽的角色亂花錢……因而感慨自己的一生，到底都在為什麼辛苦、為誰忙碌啊？

【練習】從受害提升到負責

當小愛向我述說如上生命經歷，我邀請她看見自己從小在父母親之間接收到的關係原型，以及她自己對關係的看法之間，有何重疊之處？

在一段時間的內在聲音清理之後，她整理出的內在信念有：

「男人是靠不住的！」

「我是會被背叛的！」

「我必須讓自己更有用，才不會被拋棄。」

延伸到她對工作夥伴、對人生伴侶的信念，她逐漸看見自己無意間將母親被背叛的受傷、忍耐、壓抑、不信任、失落……照單全收，同樣活出一個「需要靠自己努力才能勉強支撐」，並且持續被背叛的生命狀態。

每當一個孩子感知到父母親的不聆聽、不回應，或是承諾了卻不兌現，孩子的內心會以有限的經驗和思考維度對這個感受下一個結論：我是會被背叛的。

而當類似的感受一再發生，這樣的結論就一再被強化，籠罩成這個孩子貫串所有人際關係、自我關係的註腳，也是他的潛在信念和底片——

他可能抗拒經驗到這種被背叛的感受，但是越抗拒吸引力越強，因為潛意識的吸引力遠大過表意識，對他而言，「背叛」就是一個強勢主導的印記，或稱底片。

每個情緒都有重複性，一個人若早年有過被背叛的心靈烙印，往往會重複經驗「被背叛的感覺」，因為內心早已認定自己是會被背叛的，這個認定會使這個人對許多事情的解讀是「我被背叛了」。特別著重防小人的人，往往很容易感覺自己被小人所傷，因為內心早已設定自己是會遇到小人的，這也是一種自我心象預言。

有些人每次到了有錢的時候，錢自然就不見了，若不是誰來跟他要，就是他自己投資失敗，彷彿自我破壞程式，有一種自動化的驅動力，它會重複發生，直到被看見。看見會帶來空間，照見問題背後的隱藏動力很重要，因此在療癒的過程中一定要帶著覺察。

當被背叛的具體事實發生時，我們需要有足夠的能量和清晰的觀照，可以從怪罪對方的習性中超拔出來，以全觀的視野從重複發生的戲碼中，看見自己內在的驅動程式。

如果我們經常對於他人不看重我們、不重視我們而感覺受傷，需要覺察自己是否習慣把自己放在不重要的位置上，內在早已認定自己並不重要？很可能經常在自己不舒服時，會自動化的隱忍、迴避、或是將事情合理化。

每一次不聆聽自己的身體和心靈，都是對自己的背叛。持續背叛自己時，也會同時經驗到關係中的被背叛。

關係的土壤需要雙方共同澆水和滋養，一旦養分不夠，關係自然會導向失衡。

從受害的角度重述這個故事，似乎覺得小愛非常可憐，一心為員工、丈夫著想，犧牲自己，卻沒有換來被感謝、被善待。但實際上，心念具有強大的吸引力和創造力，一個重視自己的人，經常會在關係中體驗到被重視。一個善待自己的人，也比較會創造一份可以善待自己的關係。

相對的，習慣隱忍壓抑、委屈自己的人，也容易選擇會使自己需要隱忍壓抑、委屈的對象，甚至是員工。

一切都與如何看待自己有關！

當我支持小愛從受害者心態，逐漸改變成重視自己的感受和需求，願意承認

過去的犧牲並不偉大，底層只是渴望用犧牲來換愛，而這樣的交換早已否定原本的自己就值得被愛。

當小愛逐漸擁有能量，可以看見超越表象的事實，開始在每一次受害感湧現時，先好好照顧自己，允許感受徹底流動，將**感受的能量視為需要被愛的孩子**，先好好陪伴自己。當感受的能量從身體被消融，再練習看見自己做了哪些選擇，這些選擇背後，她是如何看待自己的？

我給小愛的花晶照顧處方是針對她的脊椎錯位和筋膜沾黏，先請她在全身八大關節處，每天早晚敷上氣結花晶、一號紅色花晶混合含有四十種花晶能量的光子花鑰霜，只需要早晚各五分鐘專注的敷擦即可。同時我請她在飲用水中持續加入能量和轉換力、原動力口服，給予自己充足的支持。一週至少泡墨泥澡兩次。

半年後，小愛的體態有了很大的改變，她實際上只瘦三公斤，看起來卻小了好幾圈。原來過去的臃腫淤塞，都是氣腫和水腫，恐懼的能量會以水的形式滯留體內，而所有情緒的能量，只要被徹底經驗完畢，就會消失。當她學會允許感受徹底流通時，身體立刻有了空間。

現在的小愛比過去精實許多，換了一個俐落的髮型，原本隱微流露渴望被愛的柔弱少女感不見了，多的是一種溫柔卻堅定的成熟女性能量，她很清楚自己擁有無限的愛，可以和許多人分享，但不需要用任何形式去交換。

當她持續把注意力收回自己身上，不斷成長和蛻變，很奇怪的，許多員工也變得更尊重她，事業上許多合作變得更輕鬆穩定，許多人找她合作，她不再需要一肩扛起拉業務的壓力。

同時，她也和先生和平分手，協議共同撫養小孩，她跟我說：「我看見他有自己成長的責任，如果他永遠只想當個少年，那我的離開也是對自己的負責和尊重，我把責任還給他，我負責自己的成長，這樣對孩子來說，他們反而可以得到更快樂的媽媽，以及更和平的父母。」

花鑰心語

每個孩子都需要被凝視、關愛，在親職功能失衡的環境中，孩子會快速長大，甚至反過來照顧大人。

每個小大人心中都有一個沒有被愛夠的孩子，直到有機會被看見、被照顧，被重新養育長大。

每個人都有機會重新把自己養育長大，只需要意願和能量支持。

碰壁到絕境，會萌生強烈的意願，願意把自己愛回來。

當有能量支持自己重新撫養內在小孩，內在會日漸飽滿，看待人事物會變得輕鬆、開放而自由。

當我們拒絕承認自己也有需要愛的部分，身心都會變得堅硬、封閉和孤絕。

療癒是讓人擁有豐沛的感動，能夠深長悠緩地呼吸，擁有彈性、柔軟和有力量的身體。

今天，我是否願意承認自己的需求，並且無限量地關愛、照顧自己，支持自己冒險，看見自己的努力？

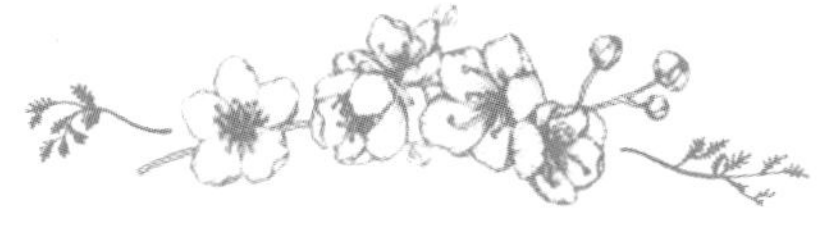

KEY 4 療癒親密關係，不需要「形式上」先和父母和解

同意父母無法以我們渴望的方式來愛我們，但我們可以無限量地供應自己。疼痛的心會複製出疼痛的關係，因此需要療癒的是疼痛的心，而不是做出「和解的形式」。

療癒是一條和自己和解的道路，也是一條給予自己歸屬感、安全感和無限關愛的道路。

自己給自己的家，是恆常穩固溫暖的。當這個家園真正被建立起來，很自然的在每一份關係中，也都會有基於這份安全感而創造出的深層連結。

身體記錄所有過往的情緒感受，所以我們會自動對許多熟悉的情境起反應，這不是單純透過改變認知就可以輕易轉變的。

很多人以為療癒親密關係必須先和父母和解，事實上，有很多父母是不適合過於親近的，因為他們的內在還鎖在過往的故事裡，我們只需要持續把他們放進心裡，先練習以他們的樣子同意他們，不抗拒就會帶來空間。

接納自己的樣子，以父母的樣子愛他們

持續不斷地照顧自己，內在會有更多空間。當我們可以自己的樣子來接受自己，也就能以父母的樣子來愛他們。內心對他們不抗拒，也沒有報以永遠無法被滿足的渴求時，很多關係中的緊張就不復存在了。

同意他們無法以我們渴望的方式來愛我們，但我們可以無限量地供應自己。疼痛的心會複製出疼痛的關係，因此需要療癒的是疼痛的心，而不是做出「和解的形式」。

所有改變都是可能的，只是改變的焦點不在於改變情境或他人，而是改變自己的眼光和心靈。

把創造出問題的根源改變了，所有的問題就還原成單純的「現象」。

【案例】浴火重生的黑寡婦

女子在感情中屢屢受創，我們剛見面時，她整體的狀態非常低落，每次講話都會哭，不僅皮膚暗沉、四肢細瘦、胸腔內縮，身體滯水、濕氣重，婦科能量弱，還有經痛問題和白帶分泌物。

我帶著她從「母親功課」（＊註1）的重建開始，一邊練習照顧、回應身體，一邊把情緒當成自己的內在小孩，只要情緒出現，便刻意留時間允許它存在和流動，持續陪伴，練習**站在內在小孩的母親位置**，給予溫暖的接納和支持。

半年後，這個女孩變得健康、紅潤且均勻許多，經期回覆正常，也不再有過多的白帶分泌物。療癒的初期，她幾乎每隔幾天就會哭一次，但是慢慢的，她的眼裡流露出許多感動，而不再是委屈心酸。她運用**第三人技巧**（＊註2），每次眼淚一出現就以接納的心情擁抱自己，而不是「急著變好」。

當她的目標是「愛回自己」，而不是「變成一個更好的人」，這個過程就是日起有功的。

可以覺察自己「想要變得更好」的背後，是否隱藏著愛的需求？——例如，變好之後，是否我會成為一個更被喜歡的人？

……………

＊註1：每天觀想把母親放入心中，只要三～五分鐘，觀察身體的反應，胸口是輕或重？開闊或緊縮？沉悶壓抑或溫暖流動？另外一個方式是找一個抱枕代表小時候的自己，自己扮演母親的角色去抱著小時候的自己，聆聽小時候的自己渴望什麼？

＊註2：第三人技巧是指將情緒視為小時候的自己，找一個抱枕代表情緒，用現在的自己擁抱抱枕、陪伴情緒，直到身體張力鬆開。

這些隱藏的驅力不斷被觀照時，我們依然可以選擇「變得更好」，只是不帶恐懼，而是無限量的好奇。成長是一個永續發生的動態流變，當我持有的觀點更流動開放，所謂的變得更好，是指向一個更完整的自己、更豐富的體驗，但未必是他人所認同的，我們有能力和責任認可和支持自己。

覺察：當沒有人看見或為你鼓掌，你仍願意持之以恆去做的事情是什麼呢？

小嘉長得很像電影「黑寡婦」的史嘉麗・喬韓森，但是五十歲版本的黑寡婦。她的膚色白皙，肌膚欠缺彈力，法令紋明顯，整體容貌略顯憔悴。此外眼神游移不定，經常顯得焦慮不安。加上身材枯瘦，走起路來感覺不是很穩，講起話來也有氣無力，甚至有點喘。

小嘉的前半生不算開心，倒是單純、傳統且常見——雙親重男輕女，覺得女兒就是會來分家產的外人，早早找人嫁了就好，所以小嘉一直覺得原生家庭不是歸宿，也積極往外發展。小嘉外型美貌，追求者眾，在很年輕時就找到一個工作穩定、收入不錯的男人交往，因為懷孕就很快結了婚。婚後陸續生下兩個小孩，也不用侍奉公婆，公婆還給了一棟房子讓夫妻倆自用，看來算是美滿順心的。

不過家庭生活一直存在著問題，小嘉並不喜歡小孩，也不習慣當媽媽，一雙兒女跟她也不親。先生工作忙碌，除了給家用以外，夫妻之間少有交流，言談中對她總有輕蔑不滿之意，嫌她什麼都不懂。這讓小嘉始終覺得先生只是貪戀她的肉體，把她當生孩子與做家務的機器，不是真愛她。基於這樣的疑慮，小嘉經常有意無意抗拒先生的求歡。

她曾經試著跟先生溝通，先生則認為自己都有給家用，也沒讓小嘉侍奉公婆，小嘉不用處理婆媳問題，也不是很需要工作，只要負責照顧小孩跟家裡就好，他自認已經善盡人夫責任，言談中甚至有意無意透露，當初都是因為她沒有做好防護措施，才會搞到有小孩而被逼著結婚，希望小嘉懂得知足，不要無事生非。還建議小嘉「如果真覺得生活無趣，可以去找份工作忙啊。」

先生冷淡的態度讓小嘉很受傷，她常在想，自己到底是為了什麼而跟先生結婚又生小孩的啊？也不免懷疑，先生應該是在外面有小三吧。幫先生洗衣服時，看到衣服上的口紅印又聞到特定的女人香水味，始終讓小嘉心存疑慮。

上述情況都讓小嘉非常慌亂，因為她沒有工作能力也沒積蓄，如果先生外遇甚至提離婚，她安穩的生活不就沒了？另一方面，她也覺得非常不公平，為什麼她終日忙於家務與小孩，然後什麼都沒有，先生卻能在外面逍遙快活？小嘉為此鬧了幾次，先生都認為是她在發神經。

小嘉因而感到之後很可能真會因為小三而離婚，加上小孩都大了，處理家務之餘有比較多的時間，所以陸續到一些餐飲業工作。但小嘉並不開心，畢竟工作比較辛苦，又常被莫名排擠，大抵是廚師們不想被「偷師」，不然就是被嫌沒用派不上用場，也因此頻換工作，經常有一搭沒一搭地做著。直到一次打工，他認識店裡一個剛出社會沒多久的「弟弟」，對方表現非常熱情，讓小嘉有被重視的感覺，就這樣，小嘉外遇了！

＊　＊　＊

最初小嘉並沒有想過外遇，只是把「弟弟」當作傾訴的對象。「弟弟」的主動讓她重新感受到被喜愛、被追求的幸福，原本也只想保有這種感覺就好，並沒想要更進一步，最後擋不住「弟弟」的積極求愛，兩人發生了關係。

小嘉問「弟弟」是不是願意照顧她，「弟弟」答應了，說得好像喝杯水一樣簡單自然。這讓小嘉鼓起勇氣跟先生提離婚，先生也同意，小孩監護權歸先生，但先生也說，不太可能有什麼錢分給她，畢竟小孩子未來進修、創業、買房也需要錢。小嘉確實不清楚先生的財務狀況，她也不擅長處理這些事。而且當時趕著離婚，小嘉覺得自己嶄新的人生就要開始，因此等於沒談任何贍養費問題就辦好離婚手續。

跟先生離婚後，「弟弟」變得很情緒化，非常沒耐心，開始對她諸多挑剔，又跟店裡其他女客調情被小嘉發現，更在店裡放話說這段關係都是小嘉主動糾纏……小嘉聽著同事的閒言閒語，花了很久時間才確認「弟弟」是謠言的始作俑者，於是跟他對質。弟弟說了很多，但大意就是：一開始他以為是談個戀愛、偷情人妻，哪知小嘉硬要纏上他，還說都是為了他而離婚，兩人年紀差那麼多，而且沒賺多少錢，活著都很辛苦了，是要怎麼在一起過一輩子？他只是不想把話講得那麼直接難聽罷了。

小嘉很悲傷的離職了，也離開「弟弟」，另外找地方租屋過日。但因為工作對小嘉來說還是太辛苦，又常跟同事相處出問題，小嘉過得很痛苦。那時有個熟客提議，找小嘉去她的卡拉OK上班。她覺得小嘉很適合，只要陪客人喝酒就好了，不用做什麼雜事，可以先從兼差開始。最好的地方是還能認識一些單身男人，有機會可能就被包養了，不是挺好的嗎？

小嘉聽著心動了，於是開始到卡拉OK上班。確實也遇到一個老男人喜歡她，她也覺得這人好像可以相信，就讓男人幫她找了間更好的房子，除了幫她付房租，也拿了男人每個月給她的零用金。但小嘉還是不開心，她不信任對方，過往的不愉快讓她對男人的愛情模式感到恐懼，覺得男人就是圖她的肉體，那都不是真正的愛情，也覺得這些付出都是假的。她覺得男方真要有誠意，應該拿出更多的錢給她。男人不肯再掏出更多錢，兩人因此時不時就吵架。只是男人仍時常找她，她也需要男人幫她付房租……差不多在這個時候，小嘉找上了我。

大部分的人找我，是以為我可以協助她們改變人生的問題。

而我真正能夠協助的，是支持她們**從能量層面直接超越問題所在的層次**。

但這需要**持續淨化**、**調整身體能量**，否則身體就是一個很大的紀錄器，會累積所有過往的故事和情緒印記，就像黑盒子一樣不斷重播各種被拋棄、被否定、被傷害、被背叛的故事，這些故事留下對生命的觀點固化成信念，我們會情不自禁地吸引創造符合信念的情節、戲碼，一再印證這些觀點、信念的真實性，然後活在預言自證的世界裡，每一天醒來都是痛苦的輪迴。

＊＊＊

我先聽完小嘉的故事，看著她雙眉深蹙、身體無力的樣子，知道她目前的情緒和能量狀態，不足以移動她看待自己的眼光，需要大量及持續的淨化，便先支持她每日泡墨泥澡，先從氣脈清理開始，並且持續追蹤她每日淨化的行動，如此持續了三個月。

當小嘉慢慢建立了每日淨化的習慣，我開始邀請小嘉觀察自己的雙腳。

她的十隻腳趾向內蜷縮，彷彿隨時都得緊抓地板才能確保不會被抓走，腳背蒼白、血管明顯，代表血液無力回流，心血管能量也必然較弱。心臟區域屬於胸腔，也是感受愛的中心，同時，這個區塊主宰一個人看待自己的觀點，對自己的價值認定——我值得被愛嗎？

而雙腳屬於下肢，是安全感、行動力和生命力的中心，也是最早開始烙印情感記憶的區域，打從在娘胎裡，我們便一體性的感受到母親的所有想法、感覺、情緒……她如何看待自己？如何看待關係？如何看待這世界？

我協助小嘉釐清當下的主要困擾，她糾結的點有二：一、雖然她喜歡目前的男友，但無法接受男友的求歡。偏偏男友現在給她的金援不是直接給一筆錢，而是每個月給，感覺就是掐著她的經濟咽喉，只要她一不聽話就直接斷絕金援，她覺得這不是愛情而是交易。二、她覺得工作很辛苦、陪酒很痛苦，更不想靠男友養，可是她又需要有固定收入。

我先確認小嘉是有點小積蓄的，不會因為跟男友鬧翻，下個月房租就繳不出來。她租的是普通套房，只要還有工作就不會付不出房租，等於沒有迫切的經濟危機。

我據此跟小嘉溝通她的狀況並不是有立即的威脅跟壓力，算是無近憂而有遠慮。小嘉也認同確實如此，只是她忍不住煩惱、恐慌——**所有的煩惱都是基於身體記憶和過往經驗而產生，我們對事物有特定的觀點，因而會自動重播曾經有過的情緒。**

當能量低落時，過往情緒烙印的神經迴路主導了我們的思考言行，等於活在沒有選擇、無法主導的受害狀態。

接著又跟小嘉談談他現任男友的心態。對男方來說，他是在卡拉OK認識一個陪酒女子，不知道小嘉是否值得信任，甚至可能他之前也被別的女人騙過，就算喜歡小嘉也願意付出，但他需要保護自己。這樣一來，最穩健的作法當然是每個月給錢囉！況且多數人也不可能隨便就拿一大筆錢出來。

但是，光就認識不久男方就願意拿錢出來這點，可知男方確實有心，不能說這是單純交易。如果是單純交易，那就說定價錢按次付費就好了，何必要幫小嘉張羅住處又每月給零花錢？

小嘉之所以覺得這段關係是交易，可能是因為男方有給零花錢，小嘉又確實需要這筆錢，導致原本應該是簡單的愛情關係，混入了交易，因而始終認為這是交易。仔細探究起來，兩人的相識原本就有很強烈的交易性質，畢竟一個是陪酒女侍，一個是尋歡恩客。當小嘉決定去卡拉ＯＫ陪酒時，應可預期由此發展出的愛情模式必然如此。

但就算這樣，兩人決定的相處模式也不是一無可取。就好像夫妻也是先生賺錢拿回家，難道那只是單純交易關係？

先針對現實情況支持小嘉看見全局後，我鼓勵小嘉試著感受以下句子帶來的心情，並書寫下來：

「我選擇陪酒工作，讓我可以用更少的時間賺更多的錢，讓我更容易有積蓄，和更好的生活品質。」

「我選擇一個我喜歡、又願意拿錢照顧我的人，讓我可以活得更輕鬆、更開心、更沒有壓力。」

這是為了讓小嘉擺脫「我不得不如此」的框架，讓她看到自己實際擁有的東西，而且知道都是自己的選擇，也都沒有錯，讓她對自己的生活產生更多的控制感，從根基上減少焦慮的因子。

我也建議小嘉之後可以持續練習「骨盆冥想」（請參考二〇五～二〇七頁說明），以增加日常安全感。在煩躁的時候，也可以運用深深呼吸五秒、屏息三秒、長吐八秒，反覆八次來安撫焦慮情緒。

之後小嘉還是對生活常有抱怨，癥結點在於，她還是沒辦法接受性關係，那會讓她忍不住懷疑自己是妓女，產生許多自我貶低的念頭和情緒。

實際上，**性的本能是一種原始的創造力，當兩個人的心是舒展、可以接納自

己，也可以打開來交流時，性可以是一種深層融合的愛的表達。

但是當兩個人的心都是關起來時，性往往會變成工具、籌碼或控制的手段，這需要小嘉開始修復對自己的關愛和認同，願意在關係中打開心來表達和接受愛，才能化解關係創傷。

在這個議題上，我邀請小嘉持續口服大地之母花晶、親密情花晶以及關係花園花晶，同時每天用二號橘色彩光花晶疊加情緒修護橘色花晶敷下腹、鼠蹊和尾椎、腋下等位置，持續不斷地早晚各五分鐘執行這些自我照顧的行動。每週至少三次洗墨泥澡，加速淨化身心印記。

小嘉初期對這兩瓶橘色的花晶氣味非常抗拒，但她莫名的信任我，真的持續不斷的執行了半年，她的膚色開始變得紅潤、有彈性，法令紋變淺，眼神開始可以放鬆穩定的直視我，身材也從枯瘦無力轉化成比較均衡健康了。整體氣色的改善，使她看起來年輕許多。

＊＊＊

小嘉其實是一個擅長手作的人，第一次見面時因為聊到太晚，我便邀她共餐，她隨意拿了我冰箱的一些菜開始烹調，發現她在這方面有天分，就請她同步做飲食調整，因為食物也有能量頻率，而且會直接影響情緒和思想。

她之前待的餐廳其實都是速食和快餐類居多，並不是她真正可以發揮天賦的場所，我便推薦她到一家素食餐館打工，那是一對心慈且溫暖的老夫妻開的店，店裡擺設樸實清爽，長年放著輕柔的佛曲，小嘉在裡面幫了老夫妻很多忙，後來還用打掃清潔老夫妻的住家來換食宿，住在店裡一個有窗戶的小房間，不再需要支付房租，也因此慢慢可以存到一點錢。

由於工作單純穩定，加上每天持續洗墨泥澡、敷花晶花霜、喝口服花晶，小嘉的身體越來越健康，慢慢可以沉靜專注，不再充滿恐懼和受害、委屈及無助。

她慢慢也開始上一些我的療癒課程，更深刻的理解自己從小渴望被愛卻無法愛自己導致的種種問題，每當情緒來襲，她已經有力量能夠靜靜陪伴著情緒，但不會掉入自憐自傷的思想裡，而是感激生命終於來到一個可以灑滿陽光、開闊呼吸的階段。她也開始學習身心對應的支持和覺察，希望能成為一名專業的陪伴工作者，把這份希望不斷傳遞給所有願意打開身心、重啟生命的人。

當小嘉不斷療癒成長，她看待自己的眼光逐漸改變，可以感受到自己是一個充滿能量與愛的女人，也從男友的對待中感受到更多珍惜、重視、在乎和溫柔。

她們計畫著即將展開的生活，從每日踏實的工作和相處中，感受到從未有過的幸福與平靜、安心，曾經覺得無限委屈、害怕、悲傷、挫折的過往，都成了重要的養分和支持，讓她確信自己是一個可以面對挑戰和困難，有力量的人。

【練習1】與父母的關係距離

準備兩個娃娃，或者兩張空椅子。一個娃娃扮演父親，一個娃娃扮演母親，或者觀想父母親分別坐在兩張椅子上面。

感受看看，心裡想把父親母親擺在什麼位置，然後把自己放在哪一個位置？以直覺擺放之後，靜靜觀看這個圖像，感受一下這個畫面裡的自己大約幾歲？擺好之後，靜靜地觀察自己的注意力都放在誰身上，也有可能會想移動，觀察自己的移動，都是靠向誰比較多？

我們和父母的關係，是最初的三角關係，有一種微妙的平衡，也形塑了一種關係的原型。最平衡健康的關係原型，是我們稍微成功介入父母之間，被關注，也跟父母雙方保持暢順的交流，但父母仍然是相互靠近、連結在一起的，因此有一天我們會需要分化出去建立自己的家庭。

當我們開始看見自己和父母最早的關係距離時，可以對應此刻或過去曾有過比較重要的關係，例如伴侶或重要的朋友。

覺察：我在哪些人身上投射了父親和母親的形象？

從感覺和情緒可以清楚覺知到，我對他們有哪些期待？這些期待和小時候對父母的期待有相似或不同的地方嗎？

備註：我們也可能在關係中扮演了自己的父母，將對方投射為過去的自己。

【練習2】母親距離觀想

每天運用三分鐘練習，觀想一個「把媽媽放到心裡」的畫面。覺察將媽媽放進心裡時，身體和心裡所有的感受。

身體感受可能是緊繃的、壓抑的、不流動的、痠痠的都有可能，或者是心裡覺得很無助、很弱小、很失落，都有可能。陪伴這些感受，允許它們在那裡一會兒。

母親關係會延伸到伴侶關係、金錢及一切外在關係，因為母親是第一個供給我們營養、關注、能量來源，而且曾經一體相連的依附對象。

若抗拒母親，內心必然也拒絕了自己，同時抗拒愛、滋養、連結與親密、支持。

我們在幼年時的能量場是全開放的，可以完全感知母親的情緒，這是一種無意識的深刻烙印。

因此母親是我們第一份情感的原型，除非經過深刻的療癒轉化，否則母親留下的影響通常會伴隨一生。

在伴侶關係中，往往會引發出我們幼兒時期烙印的所有感受。**我們沒有在母親身上得到的一切，在未經轉化、沒有保持覺察的情況下，都會無意識地希望伴侶來為我們負責，也因此會創造出很多的問題。**

試著回顧我們希望伴侶為我們做什麼，比如「尊重我」、「肯定我」、「關心我」、「照顧我」、「保護我」……而這每一個希望、每一個期待，最後也都難免伴隨失落，因為那個失落早就存在了。

所以我們得認出來，認出那都是「我們期待伴侶為我們做的」，很多人都會說「沒有啊，我沒有期待啊。」但實際上是我們沒有認出來，從你在親密關係中，曾經有過的失落，就可以反推回你的期待。

例如抱怨伴侶「沒有尊重我」、「沒有肯定我」、「沒有關心我」、「沒有照顧我」、「沒有保護我」，這些根深柢固的解讀和觀點，也都反映出過往在生命中的失落感，所烙印下的種種觀點，在未經覺察時，很容易投射在伴侶身上，變成關係失衡的殺手。

我們每天都聽到非常多相愛相殺的例子，如果大家生命中曾有這樣的例子，你會發現我們總是希望自己的伴侶在關係中要支持我們，在婆媳關係中要保護我們、要挺我們，有很多很多這樣的一些期待。當他沒有滿足時，其實我們都會有很多的策略跟手段去控制、去反擊、去保護自己，諸如此類反擊手段的背後也是渴望被愛、渴望安全。

特別是能量掉下去的時候，人的匱乏感就會跑出來，接著就會被匱乏感主導，開始希望伴侶為我們做一些事情。觀察到自己的模式時，不用批判自己，但是要經常認出來。

然後直接去滿足自己、照顧自己，為這些需求負責任，照顧之後可以再跟對方分享，適度的輪流依賴，才不會角色僵化，造成關係失去相互滋養和支持的功能。

提問覺察：我想要透過特殊關係，建立怎樣的安全城堡？我想要透過特殊關係滿足內在的什麼渴望？

特殊關係不見得是伴侶關係，有時候也是特定的一份關係，例如說夥伴、老闆、好朋友，如果我覺得這個人可以建立一個特別的安全感，或讓我感受到特別的重要性、價值感的話，那對我來說，他可能就是我的特殊關係。

療癒到最後，每一個人都有機會體驗到，我們在每一個人身上體驗的愛，其實都是一樣的，都是基於內在感受的延伸。那我們只要去一直認出來就好，然後持續為自己的感受和需求負責，並且誠實開放地表達和溝通。

跟伴侶溝通的成敗建立在是否具有以下的意識：「所有的感受都不是對方造成的，也不是今天才有的，我們的感受雖然和對方有關，卻不是對方的責任，而

是來自我們過去的經驗，也是自己能負的責任。」

我們的許多感受是早就有的，可能在娘胎中就感覺到被忽略、感覺到被否定了。直到我們出生，在成長過程中，一定都想要被誇獎、被認同，但很多父母都用責罵和控制的方式去保護控制小孩，這又會強化我們被否定、被忽略的記憶。

其實，父母已經以他們的能力給出所有他們會的方式了。當我們成長為一個大人時，是有能力為所有的「現在感受」負責的，**只是需要有方法和意圖。**

過往的印記會記錄在身體，只要現況不符合我們的期望，那些過往的感受與記憶就被誘發出來，我們就又覺得被忽略，也可能會很生氣、失落、沮喪、孤單、害怕。

學習療癒、轉化之道的目標是想要幸福快樂，一份無論外境或他人如何無常變化，內在恆定的平安。所以我們願意負責療癒自己，而不是怨怪父母原生家庭，或者寄託在伴侶、外在的任何一份關係來滿足內在的失落和欠缺。

因此，如果感受到伴侶忽略我們、不重視我們，我們更為此不開心，也都要記得停下來覺察這種感受是什麼時候來到身上的？這是第一次出現嗎？還是一個經常出現的感覺習慣呢？

如果心情平復了，也可以跟伴侶說：「**我想跟你分享我剛剛的感受，我覺得被忽略，我很生氣，我很難過，雖然這些感受跟你有關，但不是由你而來，也不是你的責任，而是我自己的責任，因為我一直都有這個失落感，我剛剛把這個部分解讀成你忽略我，其實並不是。因為你很重要，所以我想跟你分享。謝謝你的陪伴。**」

這樣的說法是誠實的，願意說出自己的狀態，而且沒有要把責任放在對方身上，希望他要改變來滿足我內在的渴求。如果一個伴侶覺得對方應該滿足他的所有渴望、要為他的情緒感受負責、要為他改變，對方感受到的就會是勒索跟控制，下意識就不願意跟伴侶靠近。

花鑰心語

身體就像電腦磁碟，記錄所有過去的感覺，以及過往經驗遺留下來對自己、對他人的標籤。
身體腔壓越大，感覺到世界對自己的壓迫越強。
活在過去遺留的感受裡，依循身體求生存的本能行動，很難感覺被接納。
持續辨認出舊模式的來訪，有方法清理細胞記憶，人生體驗就開始改寫。

今天，我是依循本能被牽引行動，或者開始練習觀察、照顧和支持自己的方法？

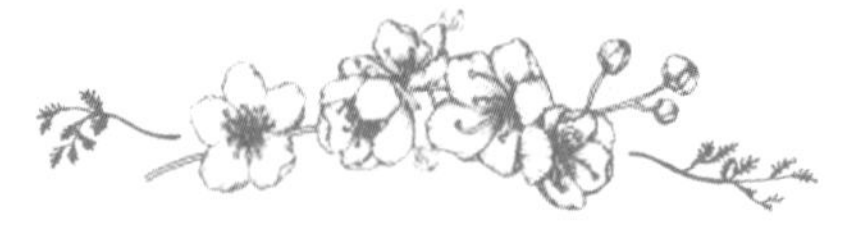

KEY 5 痛苦來自我對事件的看法，而非事件本身，歷史是可以改寫的

「思想決定感受，觀點帶來情緒」，所有的情緒和感受都可以找到背後的思想和觀點，當身體能量改變，並且持續看見這些觀點和思想的時候，我們受其牽制的力量就會變弱。

療癒，是一個從沒有選擇到充滿選擇的過程。

當身心充滿過往經驗印記留下的沉重電荷時，我們對過往的故事會有固定的

感覺和印象，對自己也同樣有一套固定的看法。

充滿選擇的感覺，是非常自由、輕盈、輕鬆和寬闊的。就像一個關在潮濕陰暗房間已久的人，慢慢幫房間除濕、建造窗戶，而且不斷擴大房間的範圍，把整個房間搬到可以俯瞰山景，或者面對大海的地方。

甚至，從時間軸上平行移動到另一個時間刻度更大的地方，就像不再依附他人的座標而活，順著自己的心流，創造充滿活力、感動的生命體驗。

體驗不同的視角來改變認知

每一個孩子出生之後，會先依照所處環境來構建對世界的基本認知。六歲以前的腦波都是處在錄音機的狀態，不斷吸收能量、資訊，成為對自己、對世界的基本感覺。

當我們吸收所在的團體氛圍、隱藏信念和對世界的基本觀點，會形成一套信念系統，反映在身體，通常我們會看見一個家族成員彼此之間的形體有類似的地方，有時連疾病都有相關性。

譬如高血壓和糖尿病，都是和家族性的恐懼有關的疾病。當我們承襲了整個家族的恐懼信念，有的人會以對抗的方式「硬著來」，用硬撐的方式來應對恐懼，使得血管壓力過高，這種情緒張力會逐漸形成高血壓的體質。

而糖尿病是以比較保守的方式應對世界，不碰觸令自己感覺恐懼的事物，不燃燒自己的熱情（血糖）來應對恐懼，而使得血糖過高，形成糖尿病的體質。

有時一整個家庭成員並列站出來，每一個都是皮膚暗紅發炎、肚子鼓脹，代表內在有很多的情緒不流動、無法消化，壓抑在消化道而形成體內發炎。

這些都是情緒模式的代代相傳和潛移默化。

當我們習慣採取同樣的看法，我們對人事物就會產生過往曾經發生過的感覺。

同樣的事件，採取不同的看法，就會產生截然不同的感覺。

好比一艘船被另一艘船撞擊，船長暴跳如雷，認為另一艘船是刻意挑釁生事，正想找其理論時，才發現那是一艘空船，只不過被風推動而撞擊到自己的船，瞬間啞然失笑，怒氣立刻平息。

當我們認定自己是遭受刻意攻擊時，內在的防禦系統就會自動被喚醒，隨即對攻擊方產生怒氣和敵意。一旦發現「充滿敵意的對方」並不存在，感受也會立刻改變。

從這個小故事可以簡單看出：「**情緒並不是來自事件本身，而是來自我對事件的觀點。**」

例如一個從小受到父母忽視、冷落長大的孩子，可能終其一生抱著「父母偏愛其他兄弟姊妹而不愛我」的感覺成長，這種看法會使這個孩子的全身細胞接收到「不被愛」的意識，形成一股強大的磁力，自動化受到符合這種磁力的對象或事件吸引，創造出相同感受的劇情，來驗證自己是對的：「我不會被愛。」

【案例】不放棄療癒自己的女同志

小和的身形微胖且壯，皮膚略黑，聲音中性，相貌老氣略顯威嚴，但實際年齡不到三十，一般人第一眼看到她的時候，都會以為是男生。其實小和是女生，而且是女同志。

小和的父親很會賺錢，母親則是家庭主婦，當初是小和的外公外婆看男方年少有為、又對小和的母親有意思，極力促成這樁婚事。小和的父親確實很有能力，白手起家躋身富裕階級，給了妻兒豐裕的生活，早早就進入退休生活，幾個小孩就算成年了，每個月也能固定給不少零花錢。

但小和的父親有幾個毛病：因為早年事業成功，自視甚高，對子女毫不尊重，直接劈頭就罵生這幾個小孩沒一個爭氣，都白生了。子女工作賺錢，沒有年薪百萬，就認為這是混得不好、沒有認真過日子。有時父親在家裡喝醉，看到小和走過，往往就是叫過來沒理由的一輪痛罵。

此外，小和的父親也非常雙標，一方面滿口仁義道德，常罵別人沒禮貌、沒教養、不講信義、沒同情心，實際上卻是個流連酒店的人，也疑似在外面包養女人，但迫於父親的淫威，誰都不敢揭穿，就算子女想講什麼，父親也會直接說：「大人的事你一個小鬼懂什麼？你對你爸這麼說話？你媽怎麼教你的？」然後再把小和的媽媽叫來罵，說她小孩都教不好。

小和一直很討厭父親，更覺得母親很可憐。她從小看著母親每晚等待花天酒地的父親回家，看著母親默默哭泣，聽母親抱怨父親都不管他們母女。她一直希望能夠保護媽媽，希望有一天能夠帶著媽媽離開爸爸。可能是因為這樣，小和從小就希望自己像個男生，打扮也在不自覺中趨於男性化，甚至身形都變得比較壯碩。

小和不敢讓爸爸知道自己的性傾向，媽媽隱隱約約知道，卻不想面對。有一次媽媽關心她的交友狀況，小和才剛透露自己不喜歡男人，媽媽立刻就哭了：「都怪我跟妳爸，讓妳害怕婚姻，害怕男人，但我還是希望妳能找到一個愛妳的男人結婚。」

成年後，小和幾度嘗試出社會工作，希望賺到夠多的錢來帶媽媽離開，或者自己離開家庭獨自生活。但由於工作一直不太順利，始終沒辦法做到，原因大概有幾個：一來，雖擁有大學學歷，但念的科系欠缺專業，還反覆休學重念才勉強畢業，加上外型不討喜，面試經常碰壁，好不容易找到工作又成為職場邊緣人，被排擠、被投訴。二來是因為父親給的零花錢比基層工作收入多些，自然覺得辛苦半天就賺那麼一點，還要受氣，真是莫名其妙。

也因為下意識覺得自家經濟狀況不差，遇上主管偷雞摸狗、處事不公，她就格外不能忍受，採取一種消極作為來表達無聲的抗議，比如檢舉主管不法，或者故意把事情辦砸，藉口拖延工作，然後就被解僱了。

加上經年累月承擔母親訴苦的對象，她產生了替代性創傷（雖然事件主角不是自己，卻有和主角同樣的感受，常見於諮商師或助人工作者、照護者），憂鬱糾結又憤世嫉俗，本就很難跟旁人相處，又容易覺得自己什麼都辦不好，遇到挫折就想辭職逃避，看到媽媽心情不好覺得要陪伴媽媽，就不想上班……直到小和因緣際會找上了我。

在療癒的歷程中，有一個重要的階段，是要讓自己有能量從高於現狀的位置俯瞰自己所處的狀態，看見在家庭系統中，自己無意識站在父母之間的位置，或者代替缺席的一方，變成了父母某一方的情緒配偶。

* * *

或者不自覺地持續看向父母，而非看著自己的生命需要前進的方向。

許多遭逢父母失和的孩子，下意識會期待自己成為父母之間弱勢一方的保護者，這樣的孩子會將看似弱勢一方的父母視為受害者，將強勢一方視為加害者，而視自己為拯救者或保護者，終其一生在三角關係中反覆經驗類似的關係原型。

基於無意識的投射，不斷遇見需要拯救的對象，誤以為拯救就是一種愛，而忽略自己內在渴望被愛的部分，無法先飽滿自己並且平等的在關係中分享和交流，同時也很容易產生受害者心情，幫助別人之後感覺不被感謝回報，反而被反咬一口之類的。

小和的身體看似健壯，實際上有許多婦科問題，不但有嚴重的經痛，也很容易經期不順、有血塊、經血暗黑等等。當她來到我身邊時，我先問她是否容易腰痠？她驚訝地表示的確如此，因為她的站姿呈現骨盆前傾、腰椎受壓抑的狀態，腰部對應的心靈議題是「支持」，同時經常對應到經濟上的壓力。

雖然小和父親有給她生活費，但在心靈上的不被支持感卻反映在腰部，同時婦科問題反映骨盆腔的「自我認同、自我肯定」，這跟胸腔的「自我看待、自我價值」是連貫的課題，一個可以認同、接納自己的性別，內在對自己的陰性面向（女性的、接納包容性的）沒有批判的女性，反而可以自在、有彈性地發揮力量，而不需要把身體「撐大」來彰顯力量。

感謝小和對我的信任，當她開始練習碰觸自己過往不習慣面對的陰性面向（內在小女孩的療癒練習）時，從一開始的抗拒、迴避、壓抑和否認，慢慢來到安全、好奇、探索、發展的狀態，也就是承認自己有渴望被愛、被保護、被認同的需求，不再把這些需求往外投射到母親或他人身上。

當她轉往自己內在去練習關注、滋養和認識自己的時候，體態也開始改變，骨盆漸漸回復平衡的狀態。有許多身心研究顯示，骨盆是累積、儲存愛與恐懼的地方，但這兩種情緒（愛與恐懼）其實是無法並存的，只是這兩者切換得太快，很多人無法辨識，會以為這兩種情緒是綑綁、交織出現的，甚至搞混自己對別人的感覺（將身體熟悉的恐懼感誤以為是愛）。

很多人往往沒有餘裕停下來辨識、釐清和核對自己的感受，多半都是被身體裡無意識的驅力所推動，因而導致許多關係中的碰撞和矛盾。

* * *

當小和願意將眼光從母親的痛苦上轉向自己內在的渴求，有一段時間她的內心非常惶恐無依。在關係上反覆碰壁許多次，結交了好幾位不同類型的女友，有的會借錢、劈腿、說謊，有的甚至把她當成工具人，不願意承認關係。小和在這些以交換為前提的關係中打轉，不願意從痛苦中出離，每當我溫和堅定地邀請她面對自己的內在小孩，她總會以一種崩潰的姿態表示自己無法面對真相，這當然都是依循身體裡的痛苦需求（*註）而來。

幸好小和始終沒有放棄療癒自己，由於她的婦科一直有血塊、經痛和經期不順，以及骨盆前傾、腰痛等問題，所以我請她疊用紅色、橘色和黃色、粉紅色的花晶與彩油混合在光子花鑰霜中，一日多次敷擦下腹和腰椎、尾椎，一週至少泡三～四次墨泥澡，加速體內阻滯的能量循環。

口服我為她搭配了大地之母、豐富力和理性與感性花晶，支持她內在的陰陽整合平衡，提升自我認同，療癒失衡的陰性能量。

*註：痛苦是有魅力的，會變成身體裡內分泌的慣性平衡機制，已經習慣痛苦的身體，會無意識地尋求痛苦的經驗，沉迷在痛苦的刺激裡。這樣的痛苦感覺，可能內化成這個人的身分認同，例如習慣認為「我是一個活在悲劇和痛苦中的人」，如果不是有意識地覺察調整，很可能會形塑整個人生腳本。

艾克哈特托勒的著作《一個新世界：喚醒內在的力量》（方智出版），書中所描述的痛苦之身，亦即人有不自覺被痛苦吸引的驅力，痛苦帶來熟悉的身分感和認同感，如果沒有重新淨化、校準，身體裡無意識的驅力會大過頭腦想要的事物，而創造出讓自己痛苦的人事物和關係。

半年後，小和看起來神采煥發許多，皮膚變得紅潤透亮，多了一種自在與輕鬆開朗，中性的打扮無法掩蓋她的明媚與颯爽，原本的淤腫浮胖變成輕盈有力的狀態，不再暗沉老氣，而是充滿活力和魅力。

她也開始在畫室打工，並學習藝術治療，用創作的方式表達自己身體的呼喚，也認識了一個同樣熱愛藝術的女生，兩個人一起並肩成長，支持彼此在創作中感受到身心的平穩和豐富。

小和曾開辦畫展很成功，也上了一些媒體報導，媽媽很為她開心。她的身體也變得比以前好多了，氣色紅潤、身形勻稱。

每當爸爸用負面的方式說話時，小和也可以看見以父親的成長歷程而言，他僅僅是用自己唯一會的方式在表達想法。

現在的小和非常喜歡自己的模樣、生活和工作，積極參與藝術創作者協會，跟政府申請經費做一些地方創生的計畫，也在體制外教育開設藝術創作的課程，陪伴一群跟過去的她一樣惶惶然不知自己有什麼價值的孩子，練習在創作中找到自己對世界發聲的方式，以及用更平衡寬廣的眼光看待自己的生命。

神奇的是，當小和的眼光不再僅僅鎖在媽媽身上，而是努力拓展自己的生命力量時，媽媽某種隱形的框架也漸漸鬆脫，開始在社區媽媽協會學著烘咖啡豆、各種煮咖啡的技巧，而且還頗有天分，得到許多人的讚美。

閒暇時，媽媽也在課程上認識的朋友開的咖啡館幫忙，回到家跟爸爸之間的交流也不再那麼卑微壓抑了。母女倆偶爾會規劃兩天一夜的溫泉之旅，分享彼此生活中快樂的事物，聊得不亦樂乎。

【練習】觀照和身體療癒

觀照是一種需要經常練習的視角移動技術。

視角移動了，看到的風景就會不同。

但要能發展出觀照能力，需要先從身體解除對感受的屏蔽和阻斷習慣。

很多人不喜歡允許感受流通，喜歡直接跳到觀照，對很多事情的因果分析得很清楚，但是身體裡的幼兒意識（*註）並未得到安頓，因此會處在一個「頭腦知道但身體做不到」的狀態，這比「頭腦不知道身體也做不到」更辛苦。

因為「需要知道答案」也是一種防禦機制，彷彿知道了就不需要持續照顧和療癒。但實際上，自動化的反應模式依然根深柢固地留存在身體裡。

所以，**觀照和身體療癒（調頻）**是兩條回返真相的繩索，「思維決定感受，觀點帶來情緒」，所有的情緒和感受都可以找到背後的思維和觀點，持續看見這些觀點和思維的時候，我們受其牽制的力量就會變弱。

階段性療癒目標非常重要，如果在身體模式尚未解除時就開始做觀照練習，往往無法真正的觀照，而是評斷和介入。

舊模式思維會牽引出熟悉的感受習慣，因此觀照會變得不中性，也就無法達到觀照的目標：純然的觀看，帶出空間和能量。

覺知必須伴隨對自己的愛，否則覺知會變成另一個監控的系統，背後隱藏的仍然是「我要更有覺知才是夠好的」。觀看是為了回返真相，在真相中，每一個存在的人原本就有被愛的資格。

先發展對自己的慈愛之心，以及幫身體調頻、照顧自己、承認接納感受的習慣，再發展觀照起心動念的能力，於是觀照可以不帶評判，而是準備好隨時接納所觀看到的一切。

發展出慈愛的觀照之眼，就像在人生中多一個溫暖的教練，帶著自己前進，無數次的重新練習。就像對待一個孩子一樣，無論他失敗、跌倒多少次，教練都在身邊，不離不棄地支持他，給他方向、關愛和接納。

人只會在愛中改變，所有方法和技術，都需要有這份接納和支持作為基礎。

＊註：幼兒意識是從幼年時期開始儲存在身體裡的感受、情緒印記，缺少新的經驗來平衡時，在關係中會成為隱形的驅動力，需要有覺知的照顧、清理和觀照。

花鑰心語

身體是心靈的紀錄器，也是情緒的倉庫。
未消化完畢、累積的情緒會使人受同樣頻率的食物吸引。
高溫油炸的食物反映攻擊和批判、憤怒的能量，甜膩的食物反映渴望被保護、關愛、滋養，酸的食物反映壓力大，鹹味反映人際關係失衡，辣則反映生命動能需要提振、刺激，苦味反映多思多慮。
每一種情緒都只需要被好好陪伴，徹底被健康地用完。
當身體被能量注入、支持，有力氣陪伴情緒，有空間允許情緒流動，情緒就不再是麻煩和問題，而是和自己親近的路標。

我是否了解自己的需要，願意無限量的關愛、支持和滋養自己？
今天，我是否留給自己充裕的時空，耐心關懷、等待和陪伴自己？

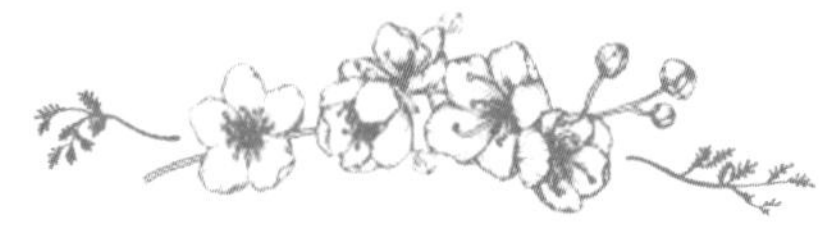

KEY 6 身體記錄過往經驗的總和，違反身體模式行動時，會引發生存恐懼

所有的自動化反應，都是從小保護我們到大的裝置，它們的存在不是為了打擊我們，而是過去的我們需要用它們來「讓自己生存下來」。

從我們出生開始，就已經從「意識」變成一具「肉身」。意識的狀態是無所不能的，因為所有一切都包含在意識之內。住進肉身的意識，由於肉身的密度太大、質量太重，已經很難察覺自己是意識。

身體本身已經是一種分裂的狀態，就是從**意識的合一狀態**，分裂為一個個不同的身體。

當一個人活在身體裡，完全相信自己就是一具會衰敗的身體，內在的恐懼必然很多，而且也會不自覺地開始相信「資源有限，需要透過競爭或掠奪才能存活」，以及「不是贏，就是輸」的二元對立思維。

所有經驗都會烙印在身體，並儲存在大腦，變成一個個標籤，分門別類地裝在腦中的抽屜。

印記越多，當新的人事物出現時，身體會自動比對抽屜裡的標籤，這是一種基於生存機制衍生的自動保護裝置。

因此，許多人說孩子是最有靈性的，是因為孩子的意識剛剛住進肉身，仍然會以意識的狀態去開放的感知、吸收，肉身所儲存的經驗印記還不多，也就不會快速的自動化反應。

幼兒的印記少、標籤也較少，所以對一切的事物處理速度都會比較慢。就拿過馬路來說，他需要處理的訊息量太多，也因此會有生存的危險性。

所以經驗烙印的印記，以及過往遺留的情緒印記，都是身體用來保護自己可以快速判斷危險，以免自己再度受傷的裝置。

當一個人住進肉身的時間越久，越習慣用肉身的角度去感受、體驗和思考，依據已儲存的印記自動化的分類和反應。

肉身的法則就是一切都會腐朽凋亡，如果不照顧身體，身體就會衰老毀壞，如果不……就會……的句子，就是在表達一種「有條件」的狀態。

由於肉身的振動頻率比意識低，當情緒阻塞在氣脈，很容易造成身體裡的氣流不通。氣流不通暢，水分代謝也就不順暢。

身體就像一個小宇宙，也和天地萬物運行的法則相通，同樣有風火水土四種基本元素。

水分代表情緒，氣流代表能量。當身體氣流不通，水分淤滯，也代表這個人內在的恐懼多，行動力（火元素）因此受阻，每一步都很沉重。內在氣流、情緒阻塞越多，肉身（土元素）越多病痛、症狀或疾病。

從身體判讀一個人的心念狀態是最直接的，這套形體判讀的科學主要源自西方的肢體心靈學說、神經反射區療法和東方的阿育吠陀療法整合而來，也融合部分的中醫情志學觀點。

但是對身體的了解，以及從身體入手的療癒，並不是為了改變身體，因為身體是結果，心靈才是原因。

當身體沉重淤滯、氣滯血淤，或者體內的火元素（體內發炎指數）太多，就代表身體裡的小宇宙尚未達到平衡狀態，這樣的階段，很難體驗到自己是意識，擁有無限的創造力，反而會相信很多的設限，對於各種現況的「不得不」和「沒辦法」都會有受困的感覺。

澳洲花晶療癒的原理是「能量共振、暢通氣脈」，等於是開啟生命之氣的運行，風元素暢通之後，火元素就會平衡，火能量帶動水分代謝，肉身（土元素）就可以充滿輕盈的活力和生命力。

「受困」是「被身體制約」的基本狀態

從「被身體制約」回返到「知曉自己是意識」的第一步，是透過身體氣脈的流動，以及風火水土四元素的平衡流動開始。

當一個人開始有一個片刻，忽然感知到自己是意識，也許是他完全融入樹葉間流散的微光，或者被山林的壯闊震懾，感知到與自然萬物合一的狀態。這時，他的感知觸角開始從受限的身體，進入合一的意識狀態。

有許多種可能性會讓人從分裂的身體感覺，回到與他者交融的合一狀態，但是只要擁有肉身，就很難恆定在那樣的狀態。

因此，並不需要追求時時恆住在合一意識狀態，而是練習經常「憶起」這個本然狀態。

既然擁有肉身，就有豐富的情感體驗，就算經常感覺困擾，也是身而為人獨特的體驗。

療癒的目標是「與一切感知和平共處」，並且發展出自己的天賦，享受肉身所能創造的一切，運用所有限制，轉為創造性的喜悅。

例如從發出一念，到凝聚所有的能量，創造出一個具體的結果，需要身心同步的「完全融入」，有點像心理學裡的「心流」（flow）狀態。

心無雜念的全神投入創造，此過程本身會迸發大量的能量，既不會擔心他人的評價和回饋，也沒有黏著在過去經驗的感受，或者對未來的擔憂，也就是焦點從「求生存」轉向「享受創造的體驗」。

求生存的階段，注意力焦點在於生存資源，底層是「資源有限」的匱乏感。享受創造體驗的階段，注意力焦點在於自己的熱情，自己內在被召喚的部分，真正的心之所向。

當內在渴望被愛的部分出現，很容易會尋求外在回饋來填補內在渴求被愛的黑洞，這樣的狀態是很難全然支持自己追求心之所向的。

如何改變注意力焦點？

注意力聚焦的轉向，第一步就是透過觀察身體，將發散於捕捉外界資訊的焦點，收攝回到自己的五感，透過對身體的觀察，慢慢開始關注內在氣流的變化，也就是呼吸的深度。呼吸越深緩，對自己的感知會越深入全面。

呼吸越淺，所能感受到的情緒都是浮於表面的，代表有很多壓抑在身體裡的感受，尚未得到接納和流動。

療癒是心靈和身體的合作，學會聆聽和回應身體需求

頭腦非常善於合理化、美化和包裝、隱藏、偽裝真相，而身體就是心靈的具體顯現，身體如實反映心靈的狀態。

當我們忽略身體的訊號，頭腦對所有的經驗可能都有評斷、解讀、臆測、分析，但就是沒辦法單純的與身體同在。允許所有細微的覺受被感知到、被經驗完畢、被接住、被承認和被陪伴。

身體要的東西是很簡單直接的，希望可以安全地活著，也希望被愛。

一旦觸及過往印記在身體的不安全感、生存被剝奪的威脅感，或者被遺棄、被否定、不被愛的受傷感，身體記錄的潛意識會基於求生存的本能而馬上反應——攻擊、逃跑，或者凍結、解離、切斷感知。

這也是我們一般所稱的防禦模式，常見於所有關係中面臨壓力的時刻。

因此，**療癒單純只是我們學會看懂自己的反應模式，並且學會跟身體溝通，**

也就是透過身體做潛意識的梳理和轉化。

一個兒時經常被打斷（甚至在生產過程被打斷）的孩子，注意力可能有百分之八十以上不在自己身上，一般人要跟身體溝通的品質通常是訊號非常微弱的，斷斷續續而且接不上線，因此容易放棄。

而如果我們沒有發展出良好的與情緒共處的頻寬（神經系統耐受度），就會有很多遠離情緒的策略，稱為「防禦機制」（避免自己陷入情緒的自動化反應），而且分為「健康的防禦」和「不健康的防禦」。

例如，健康的防禦是在難過時去找人訴苦，可以避免自己陷入憂鬱。不健康的防禦有可能是批評、攻擊、沉迷工作或遊戲、打斷、逃避、上癮……

覺察，就是「認出來」。要能夠「認出來」，先要有一個停頓時間，可以從無意識、自動化的慣性反應中「停下來」。

光是做到「停下來」，就已經開始停下重複創傷循環的舊模式，啟動自我修復還原的旅程。

一般最常用來「停下來」的方式，就是「觀察呼吸和連結身體」，稱為「回返當下」技巧。

觀察呼吸的深度、身體的物理變化、身體的輕重、冷熱、鬆緊和軟硬……視覺可見的色澤、線條、形狀，觸感是光滑還是粗糙的？嗅覺可以聞到什麼氣味？

從慣性中停下來觀照、覺察，才能改變生命劇本

具體來說，覺察該怎麼做呢？

從慣性中停下來的方法（創造觀照覺察的空間）

1. 慢慢吸氣，要花五秒的時間。
2. 閉氣三秒。
3. 從口腔慢慢吐氣，共花八秒的時間。

重複整個過程八次。這裡的秒不是一定要看著碼表，內心默默數數就夠了。其中最重要的是第二步驟的閉氣，這是提示大腦保持警醒與專注。用暫時轉移注意力的方法讓意識暫時抽離，但又不能因此就恍神。

這是一個可以斷開習慣，中止制約的作法，快速切換意識，把思緒從自動化的慣性模式切換為有選擇的主動模式。

另外，平常沒事的時候可以練習，吸氣跟吐氣慢慢延長，常人一分鐘約呼吸十八次，但可以盡力延長呼與吸的時間，到達一分鐘呼吸六次，這還能起到鍛鍊意志力的效果。

這個停頓大概只需要幾分鐘，不只是在情緒升起時才做，而是平常就可以練習。

當我們越來越常從**自動化的腦內喃喃自語**（身心緊繃僵硬的人，腦內的聲音多半是貼標籤、自我批評），透過**觀察呼吸**和**連結身體**回返當下，在情緒升起時，越容易運用這個技巧，從自動化的情緒反應中，生出一個容許覺察的空間。

【案例1】不再複製父母模式，重新遇見自己的中年單身女子

小雯今年四十五歲了，單身，一直都跟父母同住。父母習慣批評、否定、懷疑和擔憂，無論她做什麼工作，都得不到父母的贊許和支持。她的身體特別緊繃，而且左側肩膀聳高，軀幹也呈現一種壓縮的狀態，好像無法舒張開來、成為大人，體態流露一種孩童感，經常顯現不自在的害羞神情。

小雯接觸過許多身心靈課程和療法，但是無論做什麼療法，她的腦中都會懷疑「真的有效嗎？」「我會不會對自己太好了？」「我明明就很差！這樣安慰自己真是不要臉。」

直到我開始支持她練習呼吸和觀察、撫摸身體，運用感官的描述來回返「當下身體的感覺」，無論感覺到什麼，甚至聽見腦中出現任何聲音，都只需要用「我觀察到……」和「我聽見你了」，或者「我感覺到你了，謝謝你來。」直接講出來就好。就像播報內在發生的事情，觀察到什麼都說出來，再感謝它。

小雯說：「我觀察到，我的胃部緊縮、灼熱……背部重重的。我對它們說，我感覺到你們了，謝謝你們來。

「我觀察到，我腦中有一個聲音在說，妳好噁心。我對他說，我聽見你了，謝謝你來。

「我觀察到，我胸口有點悶悶的，心裡酸酸的，有委屈的感覺，我對它說，我感覺到你了，謝謝你來。」

身體、心裡都會有自動化的反應，運用「我觀察到，」開頭描述的句子，可以讓這些反應變成被觀察的對象，被承認，被感謝，這會大幅降低內在的對抗。因為對抗會帶來受苦和耗損。

現在，我們願意用新的方式來養成一個更健康的自己，對於過去這些保護裝置，也只需要用溫柔的觀察和感謝，輕輕地移除，擴充成更有彈性的裝置。

對於所有的過去保持溫柔和感謝，會讓這個解鎖的歷程更輕鬆容易。

現在的小雯，線條柔和許多，身體也像在熱水中浸潤、攤展開的茶葉，有了元氣和光澤，她開始接受自己可以好，也可以不好，但無論如何，她都不會再複製父母對待他們自己的方式。她也超越了受害的心態，理解父母所擁有的，就是那些被打壓否定的經驗，那也是他們唯一能夠給出的方式。不過我們可以選擇活出真實的自己，用新的能量來榮耀父母給我們的生命。

融入感受有一個關鍵，就是第三人視角。

無論是在創傷治療的學派，或是國外的心理學研究，以及我個人支持學員的經驗，都可以明確地看見，傳統的情緒釋放技巧，有一個明顯的誤區，許多人融入感受的時候，創傷經驗迴路也同時被強化了，於是強烈體驗到傷痛，卻缺乏自我照顧、支持和舒緩的能力。

這樣可能導致的危險，包括更加害怕體驗情緒而逃避到虛玄空靈的境地，追求靈性的超脫卻無法在關係中真實觀照自己的模式，並給予自己溫暖的支持和有力的陪伴。

如此，所有靈性的知識都無法落實在關係和生活、工作，也就走上所謂的靈性歧路。

第三人視角是一種關鍵技巧，也就是在融入過去場景的時候，並不是成為那個孩子，而是成為那個孩子身邊的支持。

過去我們處在無力受傷的孩子狀態時，可能因為缺乏支持，許多情緒被閉鎖在身體裡，成為一種創傷記憶。

後來凡是觸碰到類似的感受，就有可能引發戰或逃的機制，或者防禦機制立刻升起，白白地耗損了許多能量，而無法真實的經驗到感受被關懷、接納和陪伴。

【案例２】女兒出狀況了，卻是父母接觸療癒的契機

母親的離世，對孟恬而言，是內在小女孩在一夜之間長大。

久臥病榻的母親，最終決定用燒炭方式結束生命。沒過多久，父親也因急性心臟衰竭撒手人寰，只留下孟恬和弟妹相依為命。

孟恬外型溫柔甜美，皮膚特別白皙細緻，眼睛像小鹿一樣澄澈明亮，總是帶著禮貌的微笑。很多人看見她就會立刻產生一股保護欲，但孟恬是一個內心特別堅毅、不服輸的人，不但做事要求完美，而且沒有求救的習慣。從小她就自詡為媽媽的代理人，爸爸是船員，長年在外工作，媽媽在工廠上班，自孟恬有記憶起，就每天張羅弟妹的晚餐，除了自己也幫弟妹處理作業，還幫媽媽分擔洗碗等家務，她的身體裡並沒有「自己可以當個小孩、耍耍任性、依賴別人」的身體記憶。

一直以來，孟恬的學業成績雖算不上頂尖，但也是國立大學的畢業生。進入外商公司之後，非常任勞任怨，而且積極進取，一路被拔擢到管理階層。她很年輕就和學校裡認識的先生結婚。先生也是上班族，兩人剛開始的薪水相當，一起省吃儉用，不過孟恬憑著自身努力慢慢升職加薪，薪水逐漸高過先生，而且逐年拉開差距，她心裡開始有了一些委屈——除了房貸和家用，女兒念私校、才藝的支出也壓得她透不過氣，而在她心裡，童年無法滿足的經濟支持，又成了她強迫自己供給女兒的種種付出。

媽媽過世前，一直提醒孟恬要存錢買房子。她心裡其實很辛苦，自己賺得比先生多，除了拿出家用、孩子的學費、補習費，如果還要存錢買房子，又是一筆經濟壓力。過往因為擔心給先生壓力，孟恬把這些苦都放在心裡不說，但是先生很敏感，每當孟恬稍稍提及跟錢有關的話題，先生就會面色略僵，笑笑帶過話題，然後安靜地整理家務，不再接續這些話題。久而久之，夫妻之間避不談錢，各自心裡有結，關係自然較為冷淡，可是兩人都很盡責，丈夫總是開車接送孟恬和女兒上班上學，做一個稱職的好爸爸、好丈夫。

孟恬的女兒明芊從小就安靜寡言，在學校裡表現並不突出，回家也難得開口講話，只是默默地做著功課，成績維持中等水平。學習鋼琴、長笛和書法並不是特別熱心，但也從不抱怨，只是安份守己的上課、練習和考試，幾乎沒有往來密切的朋友。直到某一天，學校輔導室透過導師約談孟恬和丈夫，懷疑明芊在學校被欺負，而且開始有憂鬱傾向，上課精神恍惚，並在網路論壇發表非常灰暗負面的言論，被同學發現了告知老師。

原來明芊早就感受到父母相處之間的冷淡，內心有很多憂慮、害怕，總覺得這個家表面風平浪靜，實際上搖搖欲墜，總覺得爸爸姿態較低、感覺沒有尊嚴，媽媽又帶著冷淡的壓迫感，她一直渴望爸爸媽媽的關愛和誇獎，卻總是感覺到父母各有心事、相敬如賓，這些煩惱堆積在心裡，久而久之導致明芊在人際關係上較為退縮，也遭遇了學校裡幾個太妹學生的霸凌，總是把她的筆記本和文具丟掉，害她被處罰。

於是明芊開始流連網路交友，認識了一些大她許多的網友，但每每在聊天開始較為深入時，對方就會藉故消失不見，重複發生了兩、三次。明芊沒有可以信任的朋友討論這些情況，內心因此產生更多的自我批評和懷疑，進而影響學習表現，也被同樣在使用交友網站的同學發現她的狀況，跟老師報告，老師才發現這個安靜寡言的學生在網路上有許多灰暗且激進、早熟的言論，還有厭世和憂鬱的傾向，才找來孟恬與先生一起討論明芊的狀況。

女兒出狀況了，孟恬在網路上搜尋「諮商」，卻意外找到了我。

＊＊＊

我發現，明芊是孟恬接觸療癒的重要契機！許多父母無法察覺自己內心的千瘡百孔，會不斷的合理化、將內心的缺口覆蓋層層的保護和包裝，藉以生存下去，但孩子會以自己的方式來協助家庭的療癒、轉化。明芊本身並沒有任何問題，她只是全然接收了父母的意識和真實感受，而且尚未社會化、無法隱藏和掩蓋迴避那些受傷和疼痛。孟恬和先生因為明芊的關係，終於有機會坐下來面對兩人之間的心結，把感受談開。

在療癒的過程中，我陪伴著孟恬的身體，用極其輕柔的撫觸協助她連結自己的細胞記憶。

孟恬連結到一個幼年的意識，她發現那個部分的自己很渴望被保護、被支持和被關愛，就像明芊一樣，她從小就感知著母親對自己的期望，卻從來沒有享受過「當小孩」的感覺。

在療癒過程中，孟恬身體裡冰封的孤單、害怕、受傷、委屈……終於有能量凝結成水，不斷流淌出來，她掉入一個潛意識的畫面，以為自己在森林的溪流中，身下有堅硬的岩石，溪水冰涼的沖刷著身體，眼淚不斷地流……這是她從小一直幻想的一個場景，她帶著弟妹去溪流邊玩耍時，看到一個溪流中死去的自己，父母奔來看著她逐漸冰涼的身體，不斷哭著叫喚她的名字，她真切感受到父母的關愛和不捨……有許多次，她在這樣的夢境中哭著醒來，這是成年後的她早已遺忘的片段。

我支持著孟恬學習站在自己父母親的位置上照顧幼年時的自己，觀看著那個渴求愛與肯定的她，小小的，卻還要照顧比自己更小的弟妹們，她站在母親的位置上看著那個幼小的自己，如此費力地扮演一個小大人的樣子，回應著弟妹們的需要，同時也忽略了自己的需要。

她以為自己必須成熟、獨立、強大、沒有脆弱的面向，才可以分擔爸媽的辛勞，爸媽總要弟弟妹妹聽她的話，也很仰賴她幫忙家裡的雜事，對她來說，靠自己才安全，也因此她找了一個需要仰賴她照顧的先生。她的世界必然會回應她的信念，印證她認為「我只能靠自己」的信念是真確的。

孟恬看見自己緊抓著這樣的信念至今，她的腰椎非常緊繃，骨盆明顯前傾，雙腿細瘦無力，對她來說，不服輸和保護家人是她撐到如今的心念，而當她願意承認自己曾經的脆弱無助和受傷，同時有能量站在內在父母的位置去接納、照顧和保護自己時，她的內心變得飽滿完整。她開始意識到這一切是自己的選擇，而非自己不得不這樣，當她願意承認自己的真實感受時，胸口也開始有容納感受流動的空間，也開始有餘裕可以關心先生和明芊的感受，並且支持他們也開始為自己的感受和需求負責任，而不再下意識地為他們負責。

我邀請孟恬開始重塑身體記憶，每天用金黃色和橘色的花晶混合內含四十隻花晶能量的光子花鑰霜敷尾椎、膝蓋整圈和腋下整圈，並且口服「豐富力」花晶，如此持續了半年。孟恬的身心有了明顯的開展和鬆綁，她脫離原本的拘謹和嚴格，變成一個更開朗自在、放鬆的人，充滿力量和魅力。

由於持續補充代換舊能量，讓身體感受到安定充足的支持，她的腰椎開始變得有彈性，骨盆也回復中正的位置，她可以接納自己的陰性力量（接納、包容、存在性）和陽性力量（進取、攻擊、主動性）都是她可以運用的特質。

很意外的，她的先生也自動有了改變，和朋友合夥做起了自己熱愛的自行車零件生意。因為家裡氣氛變得溫暖快樂，明芊總是冷靜、自我抑制的表情也開始有了可愛俏皮的笑容，在學校也結交不少好朋友，現在網路對她來說只是一個創作的平台，不再是尋求愛與認同的寄託。

每個孩子的降生，都是來協助父母覺醒和療癒的禮物。

母親是孩子的情感原型，影響孩子一生的關係樣貌，而父親是孩子面對物質世界的力量範本，影響孩子建立事業的力量，每一個孩子因著和父母親的緣分，透過家庭再度經驗未完成的靈魂習題。從問題中看見希望感，而非歸咎任何人或陷入自責內疚和焦慮，是關係重建的核心。

【練習1】骨盆冥想

在關係中，真正需要被連結的是彼此的心靈。

當彼此經過練習，培養出可以接住自己和對方感受的支持性空間，雙方就可以一起面對問題，此時內心的孤單和無助、怨懟都會減少許多。

我們天生就有被安撫的需求，擁有被好好支持的經驗，就能順利長出內在的力量，這是兒時的安全感形成的來源。可惜，不是每個人都有幸一直獲得他人的支持，所以我們需要一個不假他人之手就能取得安全感的方法。以下提供一個簡單的冥想方式，幫助我們獲得安全感——

先放鬆，然後用一個身體很舒服的姿勢坐好，閉上眼睛，深深地呼吸，緩緩地吐氣。再用更深的呼吸，觀想進入你的身體、流過你的肺，下達到你的骨盆中央，觀想你的骨盆中央有一道白色的光，環繞著整個骨盆，然後這道白光漸漸地擴大，環繞整個身體，繼續深呼吸，允許身體留住這個空氣，很緩慢地吐氣。

現在你可以觀想你的骨盆中央有一道橘色的光，變成一個橘色的光球，環繞整個骨盆，輕輕地摸肚子，摸摸下腹，持續觀想橘色的光充滿骨盆，骨盆正微微發熱，你的重心進入你的骨盆，就像一個穩穩的金字塔。

現在你讓這個橘色的光球流動到你的全身，全身都充滿這樣橘色的光。最後把橘色的光收回到你的骨盆之後，就可以動動你的身體，然後慢慢地睜開眼睛，感受現在身體的輕重變化，看看呼吸有沒有變得更深。

運用這個方法，讓大家都很快速地沉入骨盆的穩定感、安全感當中。這原理是利用大腦沒法分辨接收到的刺激是真的還是觀想的，身體都會起反應。好比我們想到檸檬、想到梅子會流口水。當我們放鬆地觀想，並想像得很深入、具體有畫面感的時候，身體會進入一個跟媽媽連結、很平穩安定的記憶。

這是一個簡單的方法，讓自己從過往缺乏安全感的身體記憶中輕鬆脫離，不再讓過去的印記時刻影響現在，也可以停止活在腦補出來的劇情裡。

每天練一次，連續落實二十一天可以有小成。

【練習2】子宮冥想

現在請把身體輕輕地放在椅子上。

深深地吸氣，吸到最飽最飽。

緩慢地吐氣，完全釋放胸腔的壓力，完全放鬆。

深深地吸氣，讓氣息流過全身，每一個吐氣，感覺到身體更加的放鬆。

意識掃描全身的細胞，從頭頂到鼻子、嘴巴、耳朵、脖子、肩膀，一路向下。

掃描你的胸腔，現在你的胸腔是放鬆的？還是緊張的？

持續的深呼吸，將意識掃描到你的腰椎、橫膈膜、肋骨、上腹、下腹。

這些部位有什麼樣的感覺？鬆？緊？痠？冷？熱？輕輕地關注就好。

意識往下掃描到會陰、大腿，你的兩條腿現在哪一邊比較沉重、緊繃？

你是觀察者，你只需注意到就好，保持你的深呼吸。
觀察你的小腿、腳踝、足底、腳背，然後繼續深呼吸。

現在我們要來做子宮的冥想，先將注意力聚焦到妳的下腹，連結妳的子宮。
輕輕地放入連結的意念就可以了。

觀想在妳身體內有一個為妳孕育生命的場所，為妳代謝經血，調節荷爾蒙。
它承載著妳身為女性對自己的所有想法、標準、評判、觀點和情緒。
現在帶著妳的深呼吸，我們走過一條長長的隧道，來到妳的子宮。

妳的子宮是一個什麼樣的空間？
周圍看起來是明亮的、健康的鮮紅色？還是比較暗沉、不流動的暗紅色呢？
當妳的意識來到子宮，請妳感受，妳的子宮裡面有什麼樣的能量正在流轉，是一種新鮮的、振奮的、創造的、喜悅的，還是有一點哀傷、沉悶、難過、無力，甚至是痛苦的呢？

在這裡曾經發生過什麼？

妳可以感受到妳的意識除了留在妳的子宮，同時妳也連接到更大的、所有女性的一個意識。

每一個女性都有她的子宮，也都有過屬於她的子宮的故事，屬於她的感受。

妳可以觀想每一個女性都像一盞小小的燭光，燭光和燭光之間是有光線互相連結的，每當妳把妳的燭光點亮，或者是擴大，讓妳成為光柱，成為更溫暖的發光體，妳就為所有女性的集體意識，補充了能量，增添了溫暖。

現在請妳更深地呼吸，在妳的心中，請妳輕輕地跪下，將雙手平放在地上，像嬰兒一樣，妳的額頭連結著地面，雙手往前，手心向上。

妳向生命頂禮，妳是一個能量通道，生命經過妳而流向該去的地方。

如果在妳的子宮裡曾經發生過流產或是墮胎，在這一刻，我邀請妳輕輕的去關注，這些流產或墮胎的能量，是否仍然留在妳的子宮裡？

當妳連結這個部分，妳是否感覺到內疚、悲傷、無助、無奈以及自責呢？

請妳在心中維持向生命頂禮的姿勢，在生命的面前，我們都已經盡了全力，去領受生命帶給我們的所有禮物。

或許在妳的心中有一個角落，是妳需要真正看見的。

所有過去每一個時刻，妳都已經盡了全力，做了當下的妳能夠做出的最好的選擇。

在頂禮中深深地感受妳尚未原諒自己、寬恕自己的所有意念。

或許妳以為妳曾經可以做得更好，妳曾經有機會做一個更好的母親或女性。深深呼吸，徹底地感受這一份心痛、難過、委屈、無助或痛苦。

妳的每一個深呼吸，都允許了更多能量注入妳的身體，去清理、淨化這些妳對自己的評判、誤解、投射。

在生命的面前，我們都是愛的能量管道，透過所有過去發生的事情，我們都已經學到，我們所需要學到的一切。

在這一刻也向過去每一個時刻的妳，深深的頂禮，給妳看見一路以來妳的所有努力。

請妳深深地呼吸，告別所有妳無法跨越、原諒、釋放的一切。

所有的恐懼和痛苦，都只是妳在等待愛的部分。

妳的頭頂出現了一個純白無瑕、發著白光的供桌，當妳徹底地感受妳的心痛、無助、悲傷和內疚，請妳將這些情緒完全交託到供桌，那是妳和妳的神性智慧中間的連結。

有一個更大的妳，早已經寬恕了妳，而妳將會用嶄新的生命去貢獻、去服務、去支持更多的女性覺醒。

現在輕輕地關注妳的子宮，這個空間現在有沒有比原本更加的明亮、溫暖、輕鬆和喜悅呢？

妳所需要釋放和告別的，不過是妳的自我評判，以及所有緊抓不放的傷害自己的念頭。

沒有人曾經因為妳而受到傷害，在更大的時間線裡，妳早已經完成妳所需要完成的一切。

深深地吸氣，在這一刻，妳願意全然地釋放所有對自己的錯用、錯看跟評判。

妳的每一個呼吸，都帶來更多的愛、溫暖、對自己的敬重、對生命的臣服。慢慢地將意識聚焦回到前額，現在妳的周圍充滿了粉紅色的光芒，請妳將這樣的光芒收回到妳的心臟，逐漸充滿胸腔和腹腔。

然後輕輕地張開眼睛，動動身體，感覺一下現在身體的輕重、冷熱、鬆緊，呼吸的深度，有什麼不同？

花鑰心語

過於沉重緊繃的身體，感知不到細微的振動，也覺察不到細微的感受。

身體是信念的實體顯現，沉重緊繃裡有著許多害怕放下的責任，害怕承認的情緒，長久累積的無助、無奈、無力和無望。

對這樣的人而言，無感才安全，感受代表脆弱，而且無用。

從第一步的氣脈解鎖、感受流動開始，第二步是培養出自我支持的功能。

如果跳過這兩步直接進入觀照覺察，經常是變形的審查，而目標從表現優秀成功，改成表現出療癒開悟的樣子。

願意落實觀照身體，就無法逃避真實的感受，身體不說謊。

今天，我如何在生活中選擇停下來聆聽、回應身體的訊息？
我能在每一刻選擇對自己承認真實的感受嗎？

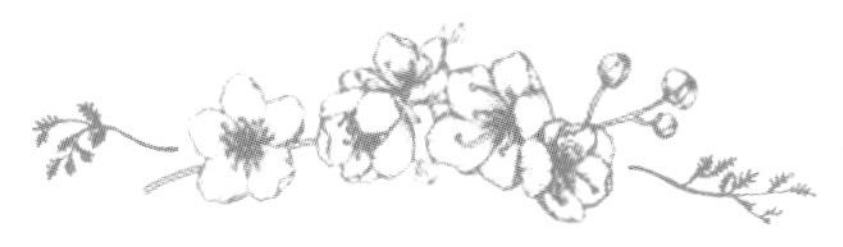

KEY 7 抗拒是最大的吸引力

如何在熱情中帶著一種洞悉，可以接納萬物的發生有我們所無法參透的前因後果，支持自己帶著熱情投入事物，又能夠對結果付之一笑？

療癒的過程中，有一個最簡單的原則和方法，就是同意。同意的功課可以幫助釋放所有卡住的情緒和觀點，因為抗拒會帶來受苦。

所有的受苦都是不必要的，因為受苦無法換來任何東西，受苦和犧牲是毫無價值的。

這點和許多宗教或傳統思想的教義相違背，受苦在這世界上被過度的美化和神聖化，當我們一想到受苦，就想到犧牲自己成全他人的故事，這些故事的過度傳播，使得許多人害怕自私，自私帶來罪咎和內疚的感覺。

事實上，真正可以負責照顧自己的人，他對自己的愛也會延伸到他人身上。如果有一個人看起來愛自己，卻總是剝削、壓榨他人，那他對自己必然也沒有愛，只是物質表象的填補。

所有的痛苦，都來自於抗拒「已發生的事實」。

抗拒自己表現不好、抗拒父母用自己不喜歡的方式對待自己、抗拒他人對自己的看法、抗拒社會上的種種不公不義……

反過來說，如果對這些毫無抗拒，會不會是一種漠不關心？

如何在熱情中帶著一種洞悉，可以接納萬物的發生有我們所無法參透的前因後果，支持自己帶著熱情投入事物，又能夠對結果付之一笑？

當我們錨定在更大的意圖，無論是自己重視熱愛的事物，或是生命中反覆被召喚的事物，將熱情投注其上，當「做這件事」本身獲得的滿足和意義感高於「表現好壞」所得到的反饋，代表我們已經和靈魂的「天意計畫」接軌，進入真正的創造狀態。

在創造狀態中，因為「做」的本身已經帶來極大的滿足，每一件發生的事都有助於更多的體驗，無論做完之後得到的反饋是好或壞，對於自己的影響都不足以動搖內心。

如果在療癒初期，實在找不到讓自己百分之百投入熱情的事物，也無妨。只需要先在生活中注入每時每刻對自己的關心，開始願意建立一個意圖：

「對自己的幸福快樂百分百負責，而不是用任何委屈或犧牲，來交換自己的價值或快樂。」

例如，許多學員會帶著一種兩難與矛盾來到課堂。既想當一個被稱讚的好媳婦，又想在家中可以真正表達自己、做自己。

也有許多母親受苦於「想當一百分的好媽媽，卻得不到丈夫和孩子的肯定，反而會被抱怨壓力太大」，而覺得自己非常委屈可憐，既做牛做馬，又得不到獎賞。

遇到這樣的學員，我會支持她先回到內心去尋找自己做牛做馬、付出一切，內在真正渴望得到的東西——愛或安全感。這裡說的愛，也包含被感謝、認可、接納或尊重。

練習覺察隱藏在行為、關係和互動模式之下的渴求，從自己身上建立能滿足自己的方式。

當身體有力量，才有照顧、支持和自我肯定的能力。同意他人有自己的看法，但是我們可以自我負責，身心一致的尊重和悅納自己。

【案例】暫停「慣性反擊」的乖乖女

學員小姍在家裡排行老二，上有姊姊下有弟弟，卻是家裡最付出、最有擔當，最常被媽媽要錢的孩子。

小姍一直覺得媽媽不關心她，跟她要來的錢都拿去幫弟弟買房子，卻沒有想過她看起來有一份不錯的工作，其實也是拚死拚活才得到的成績，並不如外表看起來那般輕鬆。

小姍長年不敢休息，總是壓榨自己的身體來滿足家人的要求，就連當她腎臟發炎生病，她請媽媽幫忙看小孩，媽媽都會唸：「我很累，還有很多自己的事要做，沒那麼多時間幫妳看小孩。」而丈夫其實是體貼的，只是沒辦法永遠維持在好聲好氣的狀態。生活中偶有摩擦時，小姍累積已久的委屈傾巢而出，禁不住對丈夫放大聲量，產生超乎比例的情緒反應。

創傷指標：刺激源的嚴重和情緒反應的程度不成比例

支持小姍學習自我療癒的過程中，第一步，就是「對所有已經發生的事實說是」，在先生放大聲量說話時，我邀請她先停下立刻想反擊的心情，先深呼吸十次，觀想內在小孩出現在面前，看著小時候的小姍，對她說：「我看見妳了。」

一直以來，小姍對媽媽的情緒發洩和予取予求不敢反擊，雖然經常抱怨，但無法拒絕。一旦拒絕，內心會強烈湧上「我不是個好小孩」的自責和內疚，以及深沉的罪咎感。

這樣的罪咎感導致小姍過度的壓榨體力來工作，也使情緒逼近臨界點，下半身腫脹到不成比例，皮膚也經常出現問題。

骨盆是恐懼區，也是儲存罪咎感、內疚感的位置。我先邀請小姍做「骨盆冥想」，讓她先把注意力收回到身體，對身體的每一個反應送入意念：「是，我感覺到你了。」

當先生大聲說話時，我邀請小姍不要立刻隨著慣性反擊，先深呼吸十次，在內心對自己承認：「我感覺到傷心，是的，我感覺到你了。」

先好好融入自己的感覺，然後觀察這些感覺湧上時，身體出現什麼反應？深呼吸，輕輕撫摸這些部位，一樣輕輕送入一句話：「我感覺到你了。」反覆這樣陪伴自己，直到情緒張力消融，身體放鬆為止。

我請小姍每天落實早晚各五分鐘，將紅色、粉紅色、橘色和金黃色、綠色的花晶混合在光子花鑰霜中，擦在胸口、下腹、腋下整圈、腳踝整圈和腳底腳背，並叮嚀她敷擦時必須專心，每個部位帶入三個深呼吸，一次只能用五到十分鐘完成，這樣才會簡單、可以持續執行。並且一週至少需要泡墨泥澡兩次，每次至少三十分鐘，搭配每天口服關係花園、大地之母和能量口服花晶，每瓶至少早晚各七滴或一管，能量低落時超過此用量亦無妨。

小姍是一個很有決心的人，當她決定要徹底療癒自己的傷痛，她接受了我的邀請，持續執行了半年。因為身體變得放鬆有力，呼吸更深，小姍學會從慣性的反擊中停下來，先對自己承認當下的感受，並且透過觀察、撫摸身體，以及深呼吸去感覺身體的物理變化，讓情緒從身體被化開，逐漸的，她在關係中開始變得比較放鬆。

當先生偶爾聲音上揚時，她的呼吸帶來一種寧靜的空間，先生也由此覺察到自己的急躁，他們開始從爭論是非對錯，變成可以先相互坦承自己的感受。

坦承感受是一個很容易被誤用的方法。

往往我們以為自己只是在表達感受，實際上，經常是「被動式攻擊」，甚至含有隱藏性的敵意。

例如，「你這樣讓我覺得好委屈」，語意含有「你是加害者，我是受害者」的意涵。其中隱藏了對對方的攻擊和指責：「都是你害我有這些感受。」

其實這些感受早就有了，它來自於過往每一個沒有被好好陪伴的自己。

當我們百分之百理解**感受雖然和對方有關，卻不是對方導致的**，才能收回受害者心情，而是單純和對方分享，自己剛剛出現這個感受，這是從小到大累積的感受。

也可以清楚跟對方承認，需要對方靜靜的陪伴。

等到兩個人都平靜下來，就可以感謝對方的陪伴，讓情緒風暴透過「收回投射」、「各負各的責任」被化解。

而第一步，就是對自己的感受說「是」。因為這是當下的真實，只需要深呼吸接受就好。

當對方大聲的時候，同樣深呼吸，感覺到自己的委屈受傷，對自己承認「我感覺委屈和受傷」，而不是馬上反擊「你怎麼可以這樣對我」。

因為爭論對錯不會帶來幸福，抗拒當下已發生的事實，只會更受苦。

【練習】讚賞當下，同步收到肯定

當我們給出讚賞，給出的當下，自己內在也會同步收到一份肯定。

想像你就站在自己的面前，深深地看著自己。

不管過去你經驗了什麼，在這一刻，你停下來回看過往，看見自己一路走來的畫面，一幕一幕在你眼前播放。你看見自己曾經崩潰、心碎、痛苦萬分，以為再也無法好轉的低潮，看著自己當時抓著什麼樣的浮木，以為是解脫上岸的救贖？

你看見那個把傷心痛苦埋藏在自己心裡，努力扮演光鮮亮麗的自己，輕輕對他說一句：「這一路走來，真的不容易。」

有時你會經驗到很脆弱的自己，或者一個堅強的你。過程中你會經驗到一些道路，有些道路很平順，有時道路起伏波動，但是那個小小的、內在的小孩，其實不知道怎麼的，他仍然有種說不出來的力量，一步一步陪伴你到現在，所以看著過去的自己，以現在的你，全然地看到那內在的孩子真是不容易，儘管他有很多的害怕，也一路就這麼撐過來，一直陪伴著你到現在，所以看著那個你，完全沒有條件地讚賞著自己。

在你心中，沒有條件地送出愛的顆粒，全然以現在的你給出那份無條件的讚賞、無條件的愛，看到過去的你不管怎麼樣，都已經盡心盡力了，每一個過程你已經試圖想要做到最好了，你不再對自己有苛責，就全然地看著，送出那份讚賞。

然後，把過去的自己迎接進來放在你的內在，收進你的心裡，讓你可以全然貼近他，靠近他，全然地接納進來，把過去的自己迎接進來，以現在的你，迎接進來，他不再是那個脆弱的，或者不平安的，因為他有你的守護跟承諾。

放在心裡面，全然的，沒有條件地承諾自己，你真的會看見他，聆聽他，關照他，你會欣賞著他。

讚賞的能力也是需要擴展的，你從同意進階到全然地讚賞著對方的創造，超越「好」或者「不好」的創造。

從二元的觀點，慢慢可以接納好的、壞的、正面的、負面的都只是真實存在的一個狀態，我們的抗拒只是來自對自己某一面的不允許，例如當我們抗拒自己笨、沒有能力、不負責或不孝順……就會特別容易看見這些特質的人，他們為我們演出自我抗拒的某一面。

對他人的觀感來自我們自己的投射，透過他人映照出來的影像，我們得以看見自己。

花鑰心語

花晶療癒的第一步，是透過身體調頻做心靈重塑，藉此成為自己的粉絲、教練、伴侶和父母。
和自己越親近，關係會越輕鬆自由。
當身體回復彈性和柔軟，凍結的感受開始流動，此時的關鍵是培養出足以支持自己的內在角色。
當身體裡凍結的河水回復流動，我可以同時是河水，同時是河岸，也同時是岸邊的觀看者，只是單純地觀看、等待、不分析、不評斷。

今天，我是否看見自己對別人的期望，有多少是我可以給予自己的？
今天，我是否允許感受流動，練習培養足以帶領自己的內在角色？

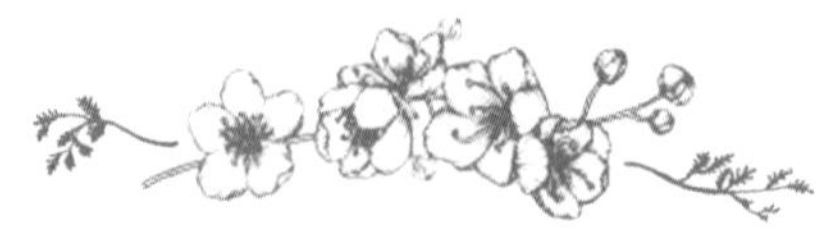

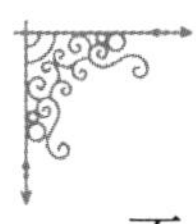
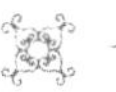

做完心靈療癒仍無效？三大原因告訴你：身體才是潛意識的關鍵！

你也覺得自己需要心靈療癒嗎？越來越多人因為遇到工作上的卡關、角色轉換時的適應問題，例如當父母親、婆媳關係，以及因為孩子的問題而發現自己在心靈層面的需求。

而心靈療癒指的是回復每一個人原本的活力、自由和喜悅狀態，這樣的狀態是每一個人內在的原初狀態，也可以說，是每一個人的本來面目，不需要外加任何物品或角色，只需要清理掉那些我們在成長過程中，不斷

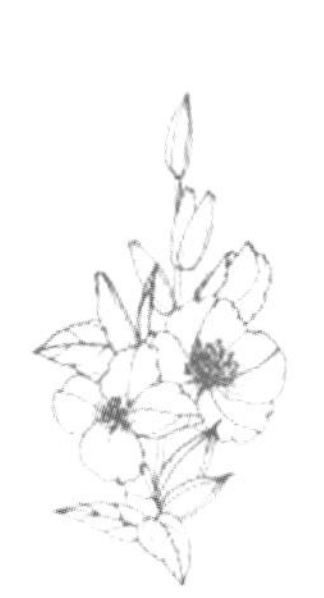
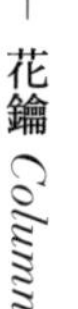
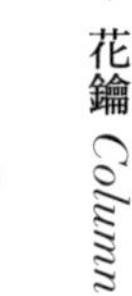
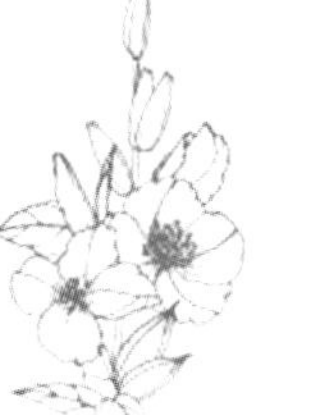
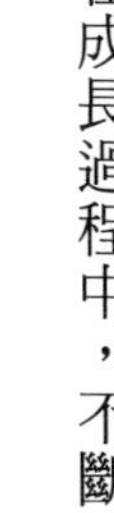

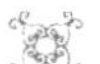

增添的概念、框架和設限即可。

許多人以為想要療癒，只要從心理著手就好，卻不知道身體才是更重要的關鍵！

過去，我有上千次帶領和教學經驗，協助過數千位學員及個案進行心靈療癒，幫助他們和真實的自己連結，活出喜悅、力量和自由。因此，我想和大家介紹「三個之所以該從身體進行療癒的原因」。

透過這樣的分享，希望可以幫助讀者在下一次情緒卡關時，知道如何具體的從身體進行心靈療癒。

從身體進行心靈療癒的原因①：身體就是潛意識

潛意識是隱藏在我們所有外顯的思想、言語、行動背後的驅動力，就像電腦的程式一樣，雖然看不見，卻時時刻刻驅動著我們所有的思言行，

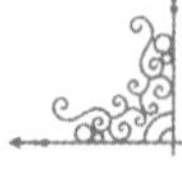

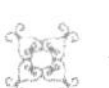

影響一生中所有的關係、金錢、事業和目標。

而事實上，身體其實就是「潛意識」，這指的是身體就像電腦的磁碟一樣，不斷記錄著所有過往的痕跡，這些痕跡就像我們在網路世界所做的每一個行為，都會被記錄下來，如果沒有持續清理、更新，就會讓身體負荷越來越沉重，運轉速度下降、功能失調，而且持續以過去經驗的痕跡來影響現在對所有人事物的看法和反應。

若是不了解身體就是潛意識，會導致我們在做心靈療癒時，誤以為心靈和身體是互不相關的兩回事，這個誤解會讓我們錯失許多心靈透過身體表達的訊號，而且欠缺驗證心靈是否真正得到療癒的具體指標。

然而，多數人之所以不了解，是因為身心整合的療癒是近年在心理學、心靈療癒及創傷知情、身心學領域許多權威、專家學者倡議的路徑，但如果注意力焦點並不在觀察療癒自己，而一直在追求其他目標時，很可能會以傳統的心靈歸心靈、身體歸身體去看待療癒。

舉例來說，有一個人持續飽受皮膚問題困擾，但他並不理解皮膚代表一個人的邊界。當一個人欠缺邊界意識，很容易感到內疚、自責，無法看清他人的情緒和自己毫無關係，持續接收、固化「是自己造成別人受苦」的觀點，皮膚會以發炎的形式代替他守護脆弱的邊界，抵擋他人的情緒。

從身體進行心靈療癒原因②：身體記錄了經驗法則

身體記錄了我們過往經驗留下的法則、對事情的概念，以及過往經驗的所有情緒感受。

↓過往的經驗法則：這指的是當我們發生某事，我們會留下一個印象，做A事會得到B結果，一旦這個因果關係重複、持續的發生，就會寫入我們的神經迴路，變成牢不可破的身體記憶。

↓對事情的概念：以一個幼兒為例，如果持續受到忽視，他會開始發現「自己的需求不會被回應」，這樣的概念若持續被強化，同樣會寫入身體記憶，變成牢不可破的概念。

↓過往經驗的所有情緒感受：身體會以內分泌和神經元傳導的形式，接收大腦發出的情緒訊號，當某種情緒持續發生，就會在身體形成強勢的神經迴路，變成一個人的感覺習慣，並且影響他的內分泌系統。

而身體之所以能記錄上述內容，是因為身體是精密的訊號收發器，所有器官都是相互連結的，而且身體如實回應我們的每一念，所有過往發生事件的時候，身體都在場，所有被我們遺忘的情緒感受、概念和經驗法則，身體都記得，並會用自動重播的方式來提醒我們。

只要能找出身體記錄的經驗法則與感受，並且找到具體有效的轉化工具、方法，就可以解決我們無意識的重複發生自己不想要的事情，例如感情或工作、人際關係或金錢上的受困模式。

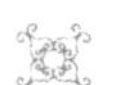

若想找出身體記錄的經驗法則與對事物感受，你需要練習觀察身體，持續聆聽並且回應身體。在這個過程中，澳洲花晶能幫助你更敏銳地與自己連結，同時我們的課程會教你如何解碼身體語言，如何回應身體的呼求。持續不斷地和身體連結，等於持續改寫我們身體裡記錄的每一個經驗法則、概念和感覺習慣。

澳洲花晶之所以能做到這些，主要因為它是以氣脈震盪的方式貫串全身，過往所有被打斷或被壓抑、屏蔽與切割的情緒，都會形成氣脈的阻絕，在身上形成腫塊或淤滯、囊腫或疤痕。澳洲花晶幫助氣脈快速流通，等於給我們機會重新經驗過往阻塞在身上的情緒，搭配覺察練習及課程，就可以有效地運用這個過程改寫身體記憶。

舉例來說，有一個和自己非常切斷、無感的個案，他的上半身極度緊繃窄小，下半身卻很寬、呈現腫塞的狀態，我邀請他從下半身的型態去覺察自己的行動力，他發現自己在很多情境下都有舉步維艱，無法跨出安

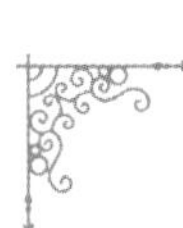
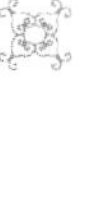

全範圍，過度考慮家人的感受和期望，帶著很沉重的心情在行動。下半身對應腎氣的循環，也反映兒時家庭氛圍、是否可以自由行動，或者受限較多、負荷較大。

當他覺察到雖然已經長大成人，卻仍然帶著無意識的模仿和複製，以及沉重的身體記憶在創造自己的生命經驗，他決定持續使用花晶照顧下半身。三個月之後，他的下半身和上半身的差距明顯縮小，身形勻稱且行動力高昂快速許多。

從身體進行心靈療癒原因③：身體影響未來行動

我們運用身體，可以創造出所有的關係，包含夥伴關係、親密關係、親子關係、家庭關係、金錢關係、事業關係。

因為身體就是我們所有行動的載體，身體是我們展現自己、與他人溝通表達和交流的工具，我們需要透過眼神、言語、肢體和表情等訊號，在這個物質世界把思想顯化成具體的事物。

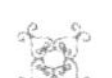

你可以把身體想像成電腦，有許多自動播放的後台程式，或許是依據過往的需求，但現在已經不需要，例如自動攻擊、防衛、保護或遺忘、否認、切斷感受等等。

身體會自動化的以過去記憶來回應現在的情境，如果沒有被持續清理和更新、改善，就會把現在的情境也創造成我們熟悉的情境，所有沒有被化解的感受就會自動重播，直到被我們看見，並且從身體解除和好好陪伴。

如果要更新身體的舊模式，最初始階段需要開始練習把注意力聚焦在身體，持之以恆地觀察和照顧身體。澳洲花晶在這個過程中也可以被視為加速器，但意識仍然是主體。我們的課程會幫助大家有效地使用花晶，除了照顧之外，可以覺察到身體展現出的情緒語言，有效地和身體溝通、改寫內部程式，就能達到我們想要的更新。

舉例來說，有一個腸胃反覆發炎、潰瘍和疼痛的個案，透過覺察和

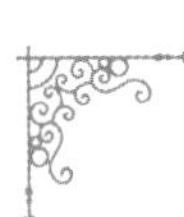

照顧的方式，理解腸胃發炎代表情緒壓力過大，而且一直以來都用理性的方式切割、不處理情緒，腸胃只好代替他承接所有不消化的情緒，變成體內毒素，而且反覆以發炎、潰瘍的方式來阻止個案持續硬扛這些重擔。當個案覺察到他的內心很害怕自己沒有用，而且跟父親一樣情緒化、不負責任，我先支持他看見自己有多努力做一個好孩子、好爸爸、好丈夫來照顧家庭，並且支持他透過陪伴身體，允許過往看見父母爭吵的傷痛全然湧現，不分析和抗拒，而是全然被現在的自己擁抱和陪伴。

一旦個案開始可以從身體的症狀連結回自己內在的感受，也學習到如何有效地陪伴照顧自己，現在的他已經不需要用各種高壓的任務、重擔來塞滿生活，也可以在輕鬆有餘裕的心境中，感謝自己付出的一切，也欣賞自己的努力，更放下了兒時對父親的怨怪，接受了父母親有自己的命運。

你該從身體開始心靈療癒的三大原因

一、身體就是潛意識

身體記憶時刻驅動所有的思言行，影響所有的關係、金錢、事業和目標。

二、身體記錄了經驗法則

所有被遺忘的過往事件、情緒和概念，身體都記得，並且會自動重播。

三、身體影響未來行動

身體會自動化的以過去記憶來回應現在，所有沒被化解的感受都會自動重播。

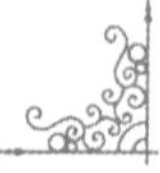

從身體開始心靈療癒，從根源化解過去恐懼

透過本篇的「三個你該從身體進行心靈療癒的原因」，我希望可以協助讀者了解改善關係、金錢模式、事業和目標，都需要先從改變身體記憶開始。從身體作為心靈療癒的入口，是最直接而且快速的道路，可以有效的和潛意識溝通，讓過往凍結、受傷的感受，被徹底陪伴和消融，不再影

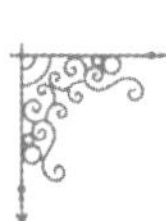

響現在的生活。

過去我一直致力於支持個案及學員從身體做心靈療癒，若你在從身體切入心靈療癒的過程中，有過往模式太強、自動重複或情緒解離、無感或不知從何下手的困擾，可以訂閱情緒花園的官方網站，我們即將推出一系列的線上陪伴服務，以及更多實體與線上課程，來一步步地引導大家更深入認識和覺察身心，更歡迎直接報名療癒師培訓，讓我們用更有系統的方式來支持你。

我會透過：

1. 觀察身體的物理變化，回復與身體的感知連結。

2. 觀察生活事件中，所有被引發的情緒感受，以及造成此情緒感受的觀點。

3. 觀察情緒感受與身體的關聯、對應，從身體解除這些情緒感受的張力，持續看見過往的觀點和現在事實的距離。

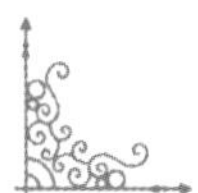

4. 持續拉高身體能量，每日操練、觀察身體和心靈，成為意識的主體。

如果你想更深入了解相關資訊，請洽「情緒花園」，除了訂閱官網後的線上支持陪伴，也能找到適合自己的花園療癒師，邀請你以自在的方式，重新找回內在的平安、幸福和自由。

花晶療癒是一套向內整理的系統，如何向內看見，如何陪伴，如何照顧，如何不批判，都有練習的心法，關鍵在於讓這些心法成為新的身體習慣，重新塑造神經迴路，讓自我照顧、支持和觀看的模式逐漸養成，累積成習慣。

很多人誤以為這是一個產品導向的學習系統，學到一半就放棄了，因為模式尚未養成，舊的習慣潛藏在每一個細胞慣性裡，除非傻傻地做，或者繞路碰壁夠了，真正看見療癒的核心不在功法和技術，而在真誠面對自

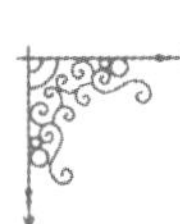

己，失敗一百萬次也願意傻傻地練習，直到和自己親近。

光是用花晶，感覺有在覺察，但不知道其實只是用舊的眼光在審查，讓自己感覺有在做功課，實際上舊的勾子一來，就立刻彈回求生存的習慣裡，追求被肯定、被認同、證明自己、競爭或逃避、攻擊或防禦……

繞路越久，越難相信原本的自己就足以被愛。當然，欠缺如此感受的經驗底片，所有的語言都是概念而已。所以從身體入手，每天落實輕柔深沉地觸碰自己，練習關心自己，每一步都是為了自己做，不需對任何人證明。

任何老師、教練、學姊……都是可以拿來借用的引路人，借用她們的經驗和眼光，借用自己對她們的投射，允許流動、能量重整、觀看、照顧，直到新的選擇自動到位，水到渠成。

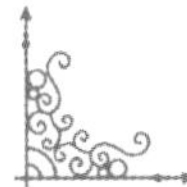

傻傻地照顧，把注意力收回自己身上，不再仰賴他人的眼光作為確認自己價值的依據。

對心靈的投資，是一切幸福的積聚。謝謝這條越走越踏實的康莊大道！

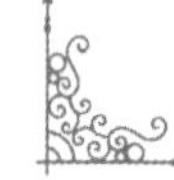

PART

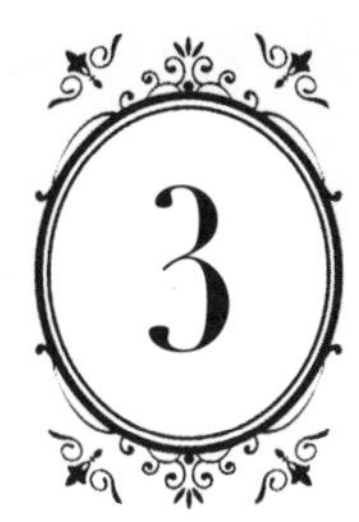

解鎖氣脈流動

「澳洲花晶」的身心整合關鍵

讓澳洲花晶陪伴你煥然一新

澳洲花晶是精選特定植物、礦物、貝殼浸泡純淨礦泉水，經日月曝曬，形成充滿日月、草木、晶石精華的能量水，這是應用自英國巴哈花精的作法，加以改良。

花晶是高能量的複方，有花朵的精微頻率。澳洲花晶另外選用能量純淨的礦石、水晶，以及少量的植物精油，最重要的是複合了植物的彩光頻率，直接穿透身體氣脈，震盪全身的細胞印記，讓過去無法流動而閉鎖在身體的情緒能量印記，開始融解和釋放，因此身體往往會由厚重緊繃、僵硬暗沉，來到光澤透亮白皙和輕盈的狀態。

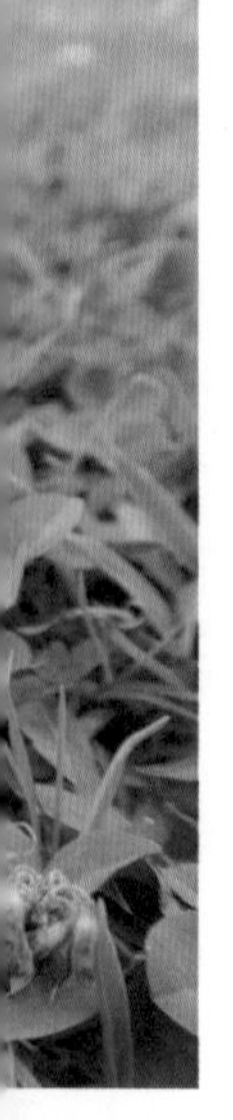

當身體改變，意識也會同時提升，靈感和創意源源不絕，對人事物的看法有更多彈性和空間，情緒容易處在喜悅、輕鬆和充裕的狀態，看待事物的角度更寬廣，回應世界的心態也會變得靈活有彈性，而且可以用共好的角度去思考事情。

如何使用？

可先泡「墨泥」澡，或者用「光子玫瑰純淨露」洗浴，以平衡身心能量。

接著敷「彩光花波身體花晶」。敷的時候，搭配呼吸與覺

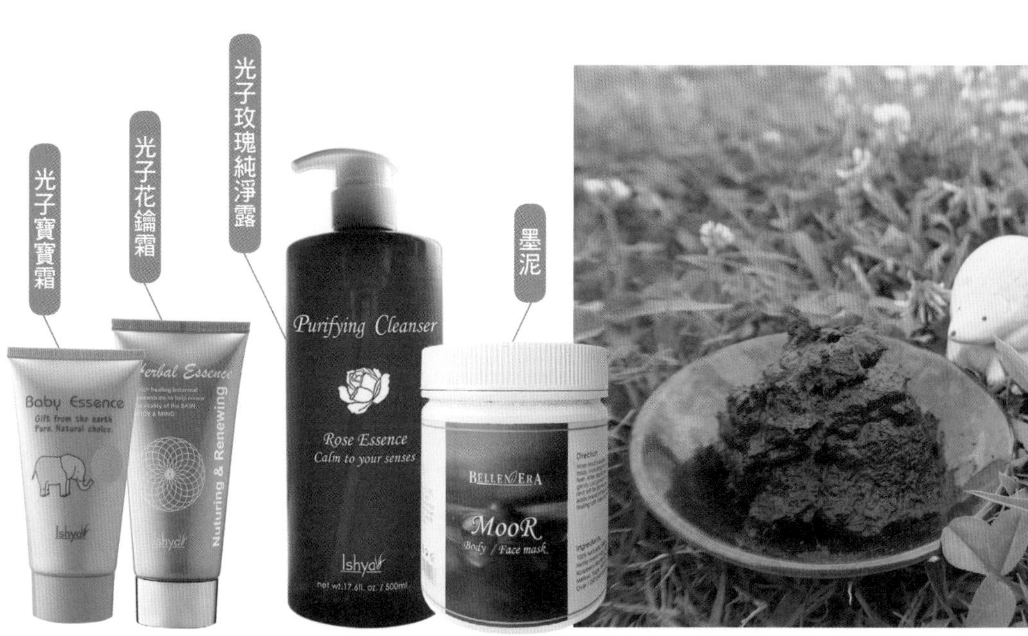

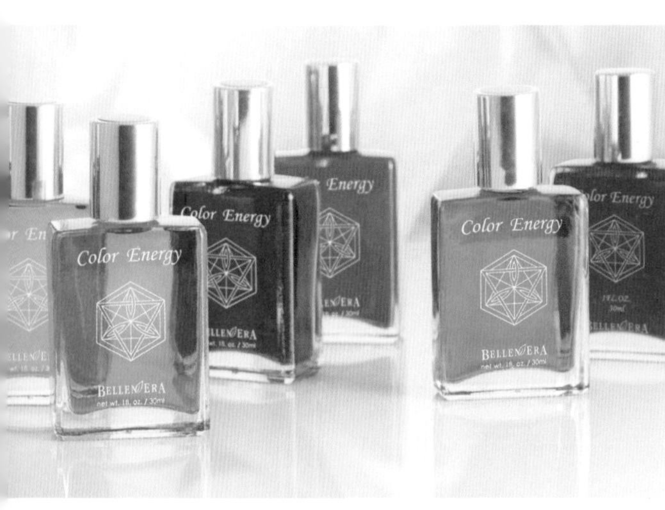

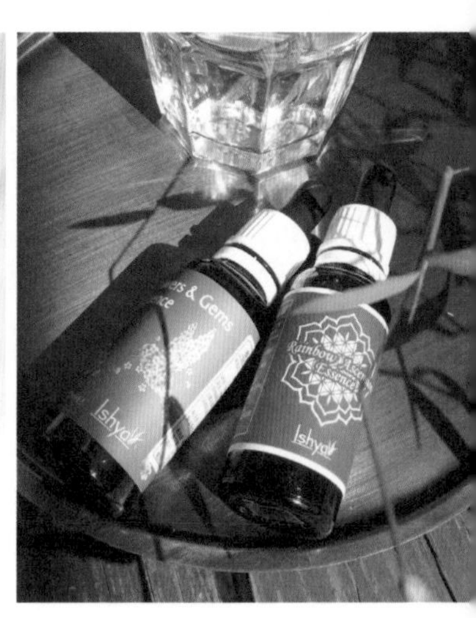

左：情緒波頻口服花晶。
右：高頻精鑰口服花晶。

察，確認身體的感受。

然後在敷上花晶的地方，薄擦一層「光子花鑰霜」或「光子寶寶霜」。

最後，再敷上順勢彩油。

平常可以在飲用水中滴入特定「情緒波頻口服花晶」或「高頻晶鑰口服花晶」。如果能直接滴入水壺中慢慢喝，效果最好。

以上是最完整的使用方式。至於花晶的選用，雖然可查閱花晶產品資料、自行選購，但若能先向澳洲花晶療癒師諮詢，得到的花晶配方，搭配特定覺察、冥想方式，效益會是最好的。

彩光花波身體花晶。

與花精、精油、靈性彩油的差異性

澳洲花晶是植物與礦石的能量水，混入精油與醇酒。使用時要外敷搭內服、持續鍛鍊覺察。

「花精」多指英國巴哈花精，以成分來說，是浸泡過花卉、草木並日月曝曬的能量水。

使用方式以口服為主，可先跟巴哈花精諮詢師討論，選擇最佳配方。

它很類似澳洲花晶產品裡的「情緒波頻口服花晶」與「高頻晶鑰口服花晶」，差別在於巴哈花精少了晶石的能量。

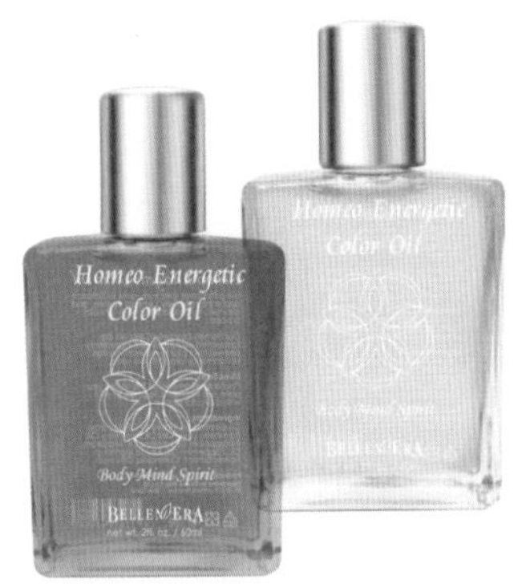

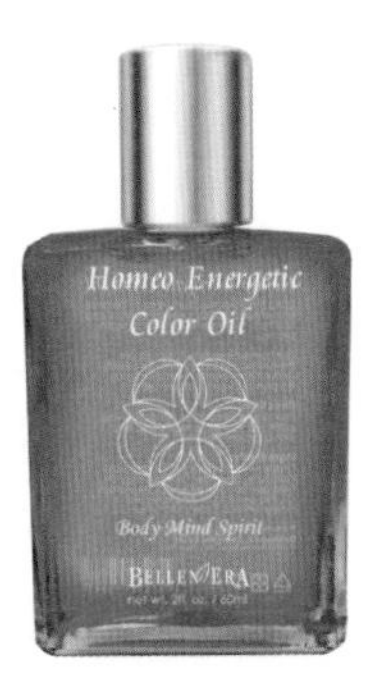

順勢波頻能量彩油。

「精油」是透過水蒸、壓榨、溶劑等方式提取植物芳香分子，做為香水、調味料、化妝品工業的原料，也是芳香療法的主要媒介。

在日常使用時，是以按摩、泡澡、薰香等方式，經由呼吸道或皮膚把植物芳香分子吸收進入體內，來達到舒緩精神壓力與增進身體健康的一種自然療法。

澳洲「彩光花波身體花晶」與順勢彩油的成分裡就有精油，更額外加入含有草木、晶石的能量水。

「靈性彩油」則是取用植物與礦石的能量水，混入精油、按摩油，以及植物跟礦石提煉的天然顏料。

使用方式是先憑直覺選擇四瓶彩油，然後按選出順序2341來使用，每次用完一瓶停一陣子，再繼續使用下一瓶。使用時搖均勻，並塗敷在身上。

彩油是靈魂的一面鏡子，幫助人們透過對顏色的選擇，去了解他們內在更深層的本質，進而獲得平衡。

澳洲花晶產品裡的「順勢彩油」就跟靈性彩油的成分類似，但用法就與靈性彩油頗有差距了，主要是讓能量持續與身體共振，與快速打通氣脈的「彩光花波身體花晶」搭配使用。

有無副作用？會成癮嗎？

澳洲花晶的製作是應用順勢療法裡的特殊稀釋震盪法，原物質已微量不可測，只留下草木、晶石的能量，不存有物質層面的藥性，自然也不會有任何副作用，更沒有任何成癮問題。

如果使用者在心理上產生依賴感，通常是原本的內在力量就不足夠，無論是花晶或其他能給予支持的人事物，都可能會造成依賴。依賴的成因通常來自過去經驗，如果有依賴的感受也不需要緊張，持續操練花晶課程裡自我觀照的練習，會逐漸建構完整的力量，透過每日的花晶照顧功課，練習把注意力回到自己身上，意識清晰地知曉花晶只是自己選擇的能量保養工具，並不是生命的解答或力量來源。

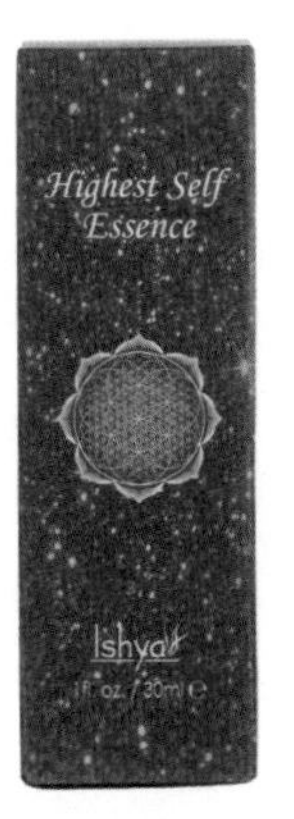
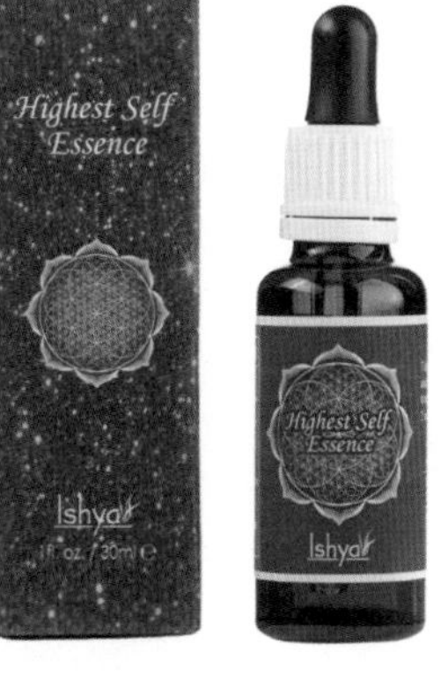

高頻晶鑰口服花晶。

儘管很多人都宣稱使用澳洲花晶的過程中產生一些身心異常的狀況，但仔細考察後，發現都是源於痼疾、舊傷、隱疾、長期身心壓力……等因素，並不是因為用了花晶而忽然冒出的新問題。

也有人提問：澳洲花晶產品可以混用嗎？能否與巴哈花精或靈性彩油混用？

澳洲花晶產品之間要混用是沒問題的，實務上也常這麼做，相得益彰。

若要與巴哈花精或靈性彩油混用也行，但不會推薦這種作法，主要是在追溯使用反應或感受的成因時，會變得更加困難且複雜。

* * *

身體記憶著過往所有的事件，包括每一次被拒絕、否定、否認和打斷、壓抑的經驗，都會變成一種自我打斷、否定、否認、壓抑、拒絕的習慣。

身體就像記憶晶片，或者磁帶、電腦磁碟，當記憶體滿載，就無法容納新的可能性注入。

花晶的作用在於振盪氣脈，當身體被高能量的頻率振盪，氣脈流動加速，過往被打斷的情緒開始流動，身體會從受驚嚇的僵緊狀態回復可以輕鬆自由的延展。

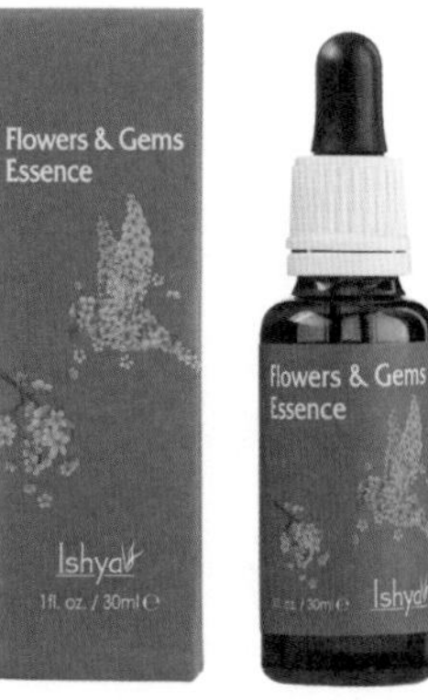

情緒波頻口服花晶。

當這些過往被拒絕承認或感受的情緒開始流動，現在的我們，可以扮演在過往每一個等待被關注的時刻，那個有力量關注、支持和回應我們的大人，關心內在的感受、允許感受可以流動，不急著解決、變好，而是耐心地等待。

當身體習慣過於強勢，神經迴路就像一個被走過千百萬次的路徑，反覆增強變成主要的慣性，若希望能像一張白紙一樣，完全開放去探索一個全新的經驗，需要有清理磁碟的工具。

氣功、呼吸、瑜伽以及其他的身體工作，都是在身體層面協助清理記憶、還原的方式。

花晶是大自然能量的複合工具，極其快速地衝破慣性的防禦機制，所以在使用上，帶著意識和覺察非常重要。

過往經驗為何會記錄在身體，都是為了保護我們的生存安全，讓我們避開曾經受傷的風險，可以不需要再重新運算身心接收到的所有資訊，而是快速將現在的經驗和過去經驗留下的標籤作比對，直接分類到某些類別中，用過往學習到的方式來直接應對。

當我們清晰了解身體存在的目的就是保護我們，便可以練習脫離「身體中心的思考模式」。

就像過度保護的家長式領導，會限縮孩子或組織的成長發展。當身體習慣過於快速、僵化、強勢，也就意味著我們處在不安全感很高的狀

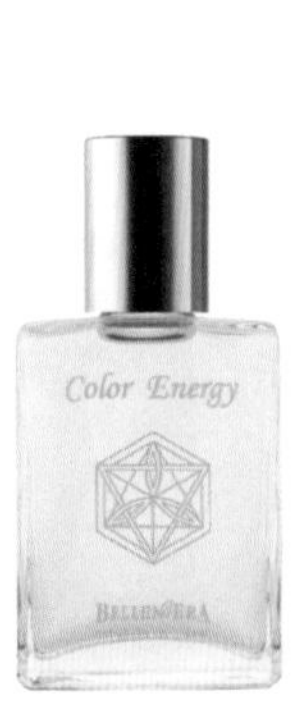

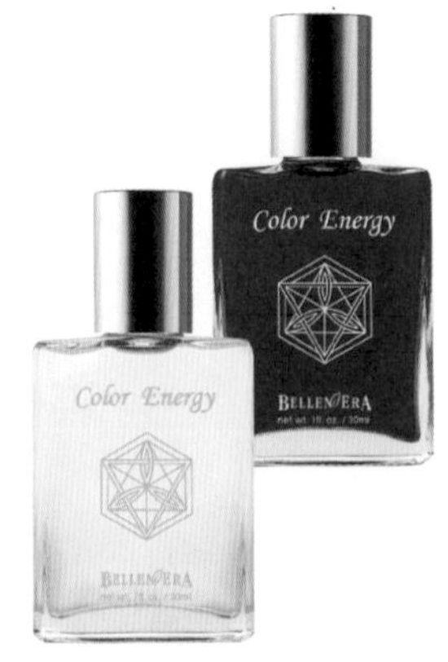

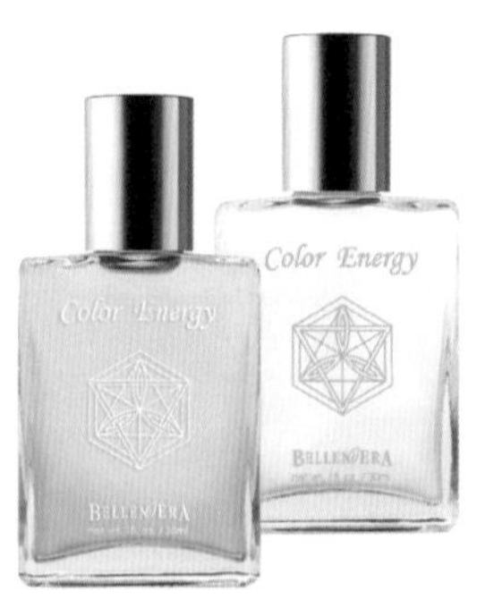

彩光花波身體花晶。

態，無法自由地感受和應對當下的經驗。

花晶對於回復身心自由度的速度極快，它本身是一個中性的能量工具，使用的成效端看使用者的意識和覺知，以及起心動念。

如果我們很清晰的知道，自己正在重塑新的神經迴路，不再願意受到舊的習慣綁架，而是渴望用愛重新撫養內在小孩長大一次，花晶的輔助會讓這個過程的速度加快。

如果使用花晶的時候，內心並不知曉意識才是療癒的關鍵，而是期望花晶可以解決自己的人際、身體、情緒問題，使用時內心仍然帶著很深的恐懼，欠缺自我帶領的方法和技巧，成效自然也會隨著意圖而變化。

改變的動機越強，意圖越明確，成效越明顯。

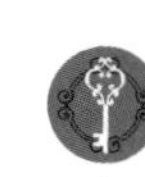
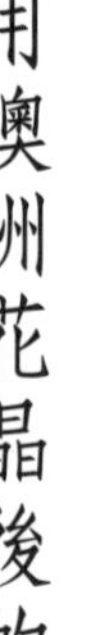

使用澳洲花晶後的常見反應

一、多數都感覺很快變得放鬆、平靜且舒暢

或者忽然有感悟，想通一些事，對過往糾結釋懷，最遲也會在一週內有感覺。整體的狀況會變好，比如心靈開放樂觀，更加專注、睡眠穩定……等等。

澳洲花晶是可驗證、可直接體驗到的，這些都是最常見、也是一般會有的反應。

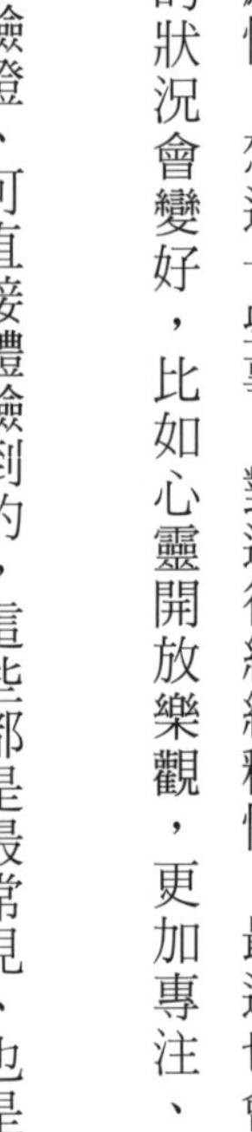
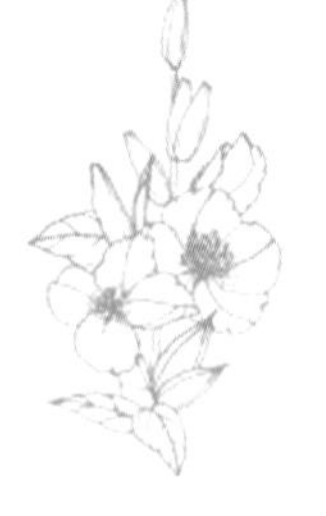
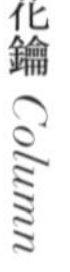
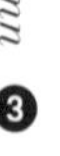
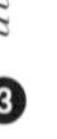

二、也有少數人毫無感覺

這種狀況多半發生在剛開始使用花晶的人身上，完整的花晶使用流程都會搭配身心覺察，畢竟花晶的主要功能之一就是輔助覺察，使用完花晶卻毫無感覺，這有幾種可能：

1. 使用花晶時，並沒有搭配身心覺察，尚未開始把注意力收攝到自己身上。
2. 對情緒的變化不敏感，可能是天生體質的關係，或者覺得「有太多感受是種脆弱或麻煩」而習慣壓制，也可能是潛意識習慣無感來維持安定的現況，抗拒改變，不想去面對太多的感受，免得現有的生活模式與認知產生巨大變化。
3. 有時是因為人情關係而被迫使用，心裡就是不相信花晶會有效。

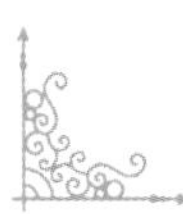

4. 精力與注意力已被生活裡的其他事務耗盡，可能正忙於工作、忙著處理感情問題，也可能原本狀況就極度惡劣，正在憂煩、非常焦慮、過度勞碌、身心俱疲，已經沒有多餘精力覺察那些發生在身上的變化。

5. 極度渴望透過花晶能達到某個特定效果，只要產生的效果並不是內心渴望的那個，就會直接忽略，認為沒效。

6. 潛意識不希望自己變好，以保持親友伴侶的關注，或者取得人際上的體諒，不願意或不相信自己能負責，維持現狀以合理化自己的狀態。即使有所改善，還是會不斷地發現新症狀。

以上幾種可能性也會同時發生。比如同時有狀況1與狀況4，或者同時有狀況2跟狀況3，甚至狀況1、2、3、4一起發生。

所以，當發現使用花晶沒有效果時，最好求助療癒師，進行深度探討，以便釐清癥結在哪裡。或是參與「情緒花園的療癒師夥伴培訓課

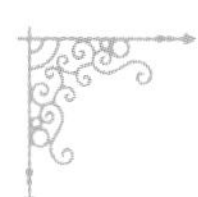
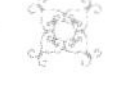

程」，以取得最全面的澳洲花晶使用知識。

三、產生以下兩種非預期的異常反應

1. 狀況強烈型

多數是已有痼疾，或者身心早有問題。譬如本來就已經因為忙碌而體力耗弱，只是因為精神緊繃而硬撐，用了花晶精神放鬆了，疲勞便爆發了。但以使用者觀點就會誤以為是使用花晶引發不適，其實只是舊有的問題被引發出來。

或者有人原本就因為創業導致心理壓力過大睡不好，用了花晶，感覺睡眠品質更差。像這類情況不管用不用花晶，睡眠品質都不會好，因為原本心理壓力已經過大了。

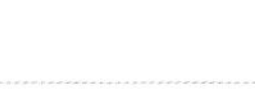

澳洲花晶不會使身體產生任何新的問題，使用花晶產生的反應或狀態，都是自己曾經發生過的，只會帶出以前有的問題，讓我們更清楚看見並加以調整。

2. 雖有狀況，但沒那麼嚴重

往往是睡眠異常，也許是多夢淺眠，或是特別疲憊愛睏。也有人感覺情緒起伏不定，負面回憶與情緒蜂擁而上，或者對花晶產生強烈的抗拒感，開始發疹子、肌肉痠痛痲癢腫、暈眩，這種預期之外的負面狀況，被稱為「好轉反應」。

「好轉反應」跟疾病相比，症狀輕微，且整體精神都還不錯。如果是疾病造成的不適，通常程度較嚴重，體力、精神都比較差。多是源於體內負能量開始排出體外，一般是在充足休息與調養之後出現，好發於舊傷或痼疾部位，不會額外冒出前所未見的新問題。

比如小時候曾經車禍摔傷腿，痊癒後外表也看不出傷口，但十餘年後的某天敷上花晶，竟感到腿疼，這可歸屬於「好轉反應」，通常只要繼續使用花晶，一週內這些不適就會消失。又或者喝了口服花晶感到性格變暴躁，這可能是壓抑太久的情緒在釋放，是種「好轉反應」。

另有一種情況是，喝了口服花晶嘴破了，這應該是近期太操勞導致免疫系統狀況不佳，就跟「好轉反應」無關了。

過往每個疼痛、撞擊、意外、開刀或不當的治療，都會影響身體氣脈能量的流動，並留下印記。對於各種課題的逃避、拒絕、情感的創傷、失落、被驚嚇、受威脅、感受不到被愛被支持的種種言語、眼神、行為……也會被記憶在身體細胞及神經系統中。

當身心進入療癒過程，過去的印記被融釋開來，凍結並隱藏在底層的能量被打開且開始流動，伴隨著記憶的痛被釋放出來，身體會再次經歷

過去的痠、痛、痲、癢、腫……情緒上會帶出過去凍結的恐懼、害怕、擔心、孤獨……那些我們一直想要避免的感受。身、心、靈、情緒體的痛會再次浮現出來，因為它們始終烙印在心靈深處，未曾真正化解。

★遇上「好轉反應」可以這樣處理：當身體或情緒異常時，讓自己融入那種不適感、陪伴那個浮現出來的情緒，不抗拒，不逃避。同時去覺察身體的不適感與情緒的變化關係，對著那個不舒服的部位送入意念：「我看見你了，謝謝你為我所承接的。」

身體的空間對應心靈的空間，一個人的身體如果是筋膜沾黏緊繃、氣脈阻滯不流通的狀態，心靈的空間必然是受到擠壓的。

這樣的身心狀態，會有許多的「應該」和「不應該」，對於真實自然的情緒，會呈現僵硬、無感的封閉狀態，因為在過去經驗中，「感受」是不好的、不安全的、不受喜歡、會被拒絕或否定的。

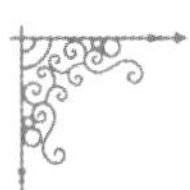
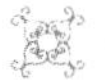

療癒是身心同步更新到一種開放、敏銳，而且流暢、清晰的狀態，就像一台訊號清晰的收音機，可以自然輕鬆地回應當下的情境，對自己的情緒和身體訊號保持關心，同時可以關注到他人，可以自由選擇與他人連結，或者不連結。

無論哪一種選擇，內在都保有自我回饋的動能，會有一種自發的熱情和好奇心，在關係中經常都感覺自由而舒服，就算與他人觀點不同，也可以接納期待的落差。

後記

療癒是回復本來面目

這本書稿的完成，感謝恩師李蓉老師的全力支持，以及許多親友讀者、學員夥伴們的漫長等待。感謝你們的一路相伴與支持，點滴在心。

書寫過程中，我經歷了許多內在的轉化、淬鍊和重整，雖仍有許多未竟之處，但我盡力將此刻能夠言傳的療癒心法與方法，簡明地分享給讀者。

對我來說，療癒是回復一個人的本來無垢面目，也是能量持續轉換提升的過程，透過所有個案學員來到面前，我一次次地被生命教導。最值得慶幸的是，作為療癒師並不需要知道答案！

答案始終伴隨著問題，而且答案永遠在個案自己身上。

療癒師就像一個清涼安穩的空間，讓五蘊熾盛、內在煎熬的人們路過休息，照見一份自身的可能，得到一份被同在支持的經驗。如果有緣相伴同行，可以透過這段同在的經驗共同成長，讓彼此的心靈和身體，可以更開放、更自由也更多感動充盈。

願我們支持彼此，體驗超越理解的平安與幸福！

來自各地的「澳洲花晶療癒」學員實證分享

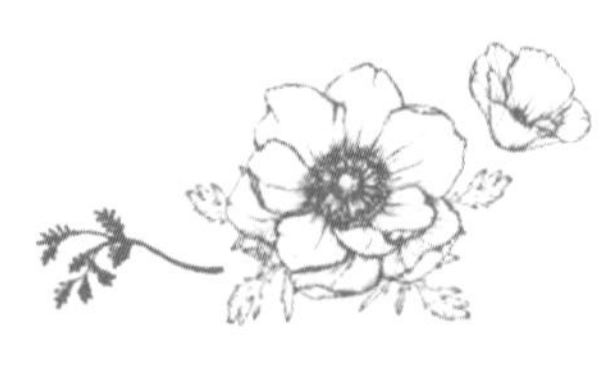

❶ 走過第五脈輪的權威議題

台北市．TOMOKO彩妝學苑創辦人 Tomoko老師

我很感謝遇到了情緒花園的老師們，因為如果沒有她們，我真的沒有辦法這麼快速的療癒及成長。

第五脈輪除了學會臣服，接受每一刻當下如實的樣子之外，最重要的就是權威議題，對我來說就是「我敢不敢表達自己內心真實的想法及感受」。

尤其是對於我們投射成父母的人，像是父母、老師、老闆、親密對象等我們覺得位階比我高的人。我真的覺得，在我沒有覺察之前，我會因為害怕「對方不喜歡我、不能承受我的真心話」而卻步，但沒有說出來的話就會讓我的喉嚨及胸口、心臟很不舒服，就像是被什麼堵住了或卡住了一般，我覺得既生氣又傷心。

但當我看見事實，我發現對方只是被我投射成我的父母角色，而我也有足夠的內在力量，我不會害怕因為我說真話而就不被喜歡，我也不把對方當成弱者不能承受時。

在我「處理完我的情緒」後，我還想表達，我就表達；但如果我自己內在已經化解，我其實也可以選擇不用表達。

所以當我一開始，對我喜歡的人表達我的生氣時，我真的覺得有一種如釋重負的感覺，因為我已經處理完情緒，所以那個起心動念並不是攻擊、也不是委屈，是很中性地表達我的想法跟感受，而對方有什麼想法、感受及回應，我也可以接受，因為這不是我能控制的。

我頓時理解了小洳老師說的，不管是我們的父母、還是老師及老闆、親密愛人，跟每一個人在平等的地位是什麼意思。

❷ 找對方法，收穫滿滿

台北市．化學老師 Isolt

原來焦慮、內疚、羞愧是一種替代式的情緒，是壓住最直接情緒的一個替代，這讓我回想起，小孩的確沒有所謂的自責內疚，他們最常說的就是「我害怕」或「我不要一個人」，但，是什麼時候開始，在這個時代我必須得展現出「我獨立」、「我很好」、「我堅強」、「我知道該怎麼做」，而無法直接溝通出「我害怕」或是「我不想要一個人」，連承認或表達都變得這麼的迂迴或是嫌惡自己。

我邊上課邊回顧「做自己又可以同時被愛」這句話，我發現它已經不是只在親密關係中發酵，我人生主軸到目前最困擾我絆住我的就是這個，在工作的選擇上、在朋友關係上，我受苦跟難過的歸因於此。我有很多的偽裝、祕密與隱藏，我小時候曾經做過自己，但父母跟師長讓我死得很慘，現在我害怕我如果做了自己，變化太快，會再次被討厭、不被接納。我無法打從心底信任自己。

後來因為跟媽媽的功課踏入身心靈之後，有時可以向內覺察，有時仍然會忍不住回到注意力向外指控的慣性，或是被某些模式牽制我沒有繼續深入地跟自己身體連結，也進到了某種迷失，所以就沒有繼續體驗。但唯一非常困擾我的就是經痛，我看遍中西醫沒有改進，後來用了精油，真的整個改善到後來沒有經痛，我也可以穩定的有生理期，我整個很開心。

3 自身能量提升，視角變得更寬廣

高雄市．彤妍身心美學負責人 歐沛欣

課程中，讓我更清楚為何要照顧身體，該如何照顧，找回自己的感知，陪伴情緒，才能與自己更靠近，當我的身體更柔軟、更放鬆，會用不同的觀點來看事情，就不會讓自己的情緒陷入其中，能量提升了，看事情的廣度就不同了，很多事情就無需處理，因為本來就沒事。

往內心深處探討我到底為什麼要如此經營自己，我到底怕什麼？我是在欺騙自己還是欺騙外面的人？其實欺騙自己成分較大，內心深處總覺得我不夠好，不值得擁有美好的一切，所以我才需要包裝自己，我看見自己的恐懼、害怕失去權力、金錢、甚至我在乎的人心中的地位，我用外在掩飾自己的害怕。

陪伴自己的害怕，認回每一個情緒。

現在我看見了！我會好好陪伴我的害怕，並且把我的觀點交託出去，另外我也必須讚賞自己，我的堅持和努力，不斷的催眠自己正面能量，我才能生存到現在。

認回每一個情緒每一個我，讓自己更流動。

❹ 把碎片認回來

台南市．聊心療心負責人 澳洲花晶療癒師 **曹瑞琴**

小澌老師帶領我們做主要及次要功課時，我發現我更能融入也更徹底爆破，雖然到後面是痛到說不出話，但也讓我看到，原來我一直有這些觀點，害怕去觸碰到，我並不是在乎形象，而是害怕我說出的話會傷了別人，讓氣氛不好，然而這些其實都不是真的，把這些碎片認回來的感覺真好。

真的在不斷折磨自己的就只是自己，不停的鞭打及懲罰自己，我看見我自己用一種憎恨及傷心的眼神看著我，為什麼你要這樣對我，我沒有那麼糟，我也沒有那麼不好，為什麼不好好的看看我，設下高標準，達到了也不能證明我真的比別人優秀，做不到也不認為我就差到哪裡，去死去死通通去死這些聲音不斷在腦袋中回盪，哭喊出心裡最深的痛，看見自己如此殘忍的對待自己，我也沒過得比較好啊！原來要痛夠了，就醒來了。

除此之外，我覺得這次用小團體的方式上手法課真的讓我更了解要領，之前上完還是不太了解我到底做的是否正確，在老師帶領小團體也互相操作在夥伴身上去感知，真的清晰很多，感恩老師及助教學姊們不厭其煩的帶領。

「如果我不夠好，你依然會愛我嗎？」

「就算你不夠好，我依然會愛你。」

只是重複這二句話，小洫老師讓我直接面對了我的內在小孩，之前不敢碰、不想碰的一切在這次輕易的爆破，也經由小洫老師的帶領，我帶著力量好好的擁抱著受傷的小孩，好好的療癒、看著他。療癒後，身體跟心靈都變輕鬆了。

我知道我的療癒之路還很長，但這次我沒有徬徨跟孤寂感，我知道在這會有人一直陪伴著我，療癒之路不再孤單。

感謝遇見了小洫老師及所有情緒花園的療癒師、學長姊及夥伴們！

5 要更溫柔對待自己

澎湖．艾微塑美容SPA負責人 **麗齡**

經過這幾天療癒師培訓課程中，讓我更了解如何照顧自己，原來之前都是用粗暴方式照顧自己，都沒有溫柔對待自己，原來之前，覺得自己不值得花時間在自己身上，常常是向外抓取關愛，就如同老師說的外面什麼都沒有，只有把專注力找回來照顧自己。

課程讓我印象最深刻的是，老師要我們倆倆一組，對面站的是自己的內在小孩，老師要我們隨著身體的感受，是否願意想靠近自己的內在小孩。

當音樂播出時，內心出現一股很大的力量是抗拒的，不想靠近的，突然間意識到：我對自己是這麼無法靠近，我拋棄自己這麼久，內心湧入一股心酸，心疼自己的內在小孩，內心對自己的內在小孩說，對不起我來晚了，從今以後我會好好對待你，關照你，陪著你，愛著你，你不再孤單了！慢慢的身體就能自然靠近內在小孩擁抱他。

除此之外，做脈輪呼吸時，感覺自己的腳很沉重，腳趾會用力抓地，意識到原來我是這麼沒有安全感，恐懼這麼多，做完小腿腳板超痛，肩膀整個放鬆，呼吸變得比較深層。最後一天做顱薦骨，整個人很放鬆，回去超好睡。

這幾天非常感謝老師跟學姊們的陪伴教導，自己屬於對陌生環境比較慢熟悉型，在這裡讓我感受到滿滿的安全感，同學們也很好相處。

❻ 練習回到身體，把印記拿掉

高雄市．教師 Ginger

在成長的過程中，我身上背著無數個這樣的傷疤，以至於只要任何人說了，或做了快要觸及我的某一個傷疤的跡象，我防禦及反擊的動作迅速。但我知道，有時會「過猶不及」。現在想辦法練習回到我自己的身體，把身體的印記拿掉，改變那個一直以來讓我處於驚弓之鳥、處處防禦、戒備的狀態。

這次的療癒師課程開始前一樣有身體不適的症狀，雖然很想上課，不過還是認真考慮是不是沒辦法參加課程，隨著時間越來越接近上課時間，身體不適症狀漸漸消失，不知道是不是我的意志戰勝了我的身體。

這次的手法練習我比較在狀況內了，因為有了第一個個案，實際操作之後知道自己的不足，在最後一天手法練習時，也比較知道要問什麼問題，然後在練習時修正。

除此之外，這兩週的課程，有個讓我記憶比較深刻的點，就是「我愛我媽」的主要次要，和「我不夠好」的主題。

在課堂中分享了衝擊我最大的責備和辱罵，是母親對我說「我很後悔生下了你」，這讓我的情緒大爆破。課程結束後一兩天還常常想到這件事，這個「常常想到」，讓我覺得自己是不是還沒放下，或者它還想讓我再看到其他什麼嗎？

直到某一次的脈輪呼吸中，突然腦中乍現，在媽媽說了幾次「我很後悔生下了你」的某一次，我跟她說「那妳為什麼把我生下來，妳根本不配為人父母，把我生下來只是糟踐一條生命」，接下來母親靜默不語，從此她就再沒對我說過這句話，不過當時我的心也痛了很久（所以記到現在）。

這件事讓我學會，當我覺得被侵犯時，適時地為自己反擊！

謝謝小沚及學姊和助教們的支持和幫助。

7 原來可以活得輕鬆自在

高雄市．美容師 小芬

自從上了四天療癒師的課之後，我才知道原來自己可以活得輕鬆自在，沒有任何約束，不用強制自己那麼獨立的去面對所有事。

這讓我想起在我小時候媽媽總是那麼的忙碌，她讓我不愁吃、穿，但是我就要擔起照顧弟弟妹妹的工作，還跟我說我要有責任感，要做好每一件事，養成勤勞的習慣以後長大也才會有好的成就，我也自然而然的被灌輸這種觀念。

但是媽媽都忘了我還是個小小孩，我也需要被關愛、被照顧、被鼓勵，我也為了讓媽媽看見我，我很努力的做所有一切就是要讓媽媽看到我，期待她可以抱抱我，跟我說一聲：「妳好棒！」所以遇到任何事情都是自己處理，習慣照顧別人而忽略了自己的感受，我上完療癒課才理解原來這些難過、孤單的感受已經在我身上很久了，是我自己把感受都自動切斷了，不敢面對與接受。

在演練A／B面對我的內在小孩時，其實剛開始很無感，但到最後看著她就看到她那麼可愛、那麼努力、那麼委屈與孤單無助，我的眼淚開始不聽使喚了。

我回想我是怎麼對待自己的，怎麼可以這麼殘忍的忽略自己的所有一切，我的內在小孩真的只是個小小孩，她為什麼要承擔沉重的責任，這時我的肩膀開始變僵硬，頭很痛，心臟也不太舒服，我移動我的腳步靠近她，抱著她跟她說我很愛妳，妳很棒，妳並不孤單，我在這裡陪妳，謝謝妳為我承擔這些，辛苦妳了！過一下下，我的肩膀輕鬆了、心臟也舒服很多。

原來我是有感覺的，我之前都不會去找我的感受，現在上完課一身輕，我也會把自己慢慢照顧回來，不會讓她再孤單了！

8 身心不再凍結且放鬆

來自高雄的 妍勻

第一次看見小洳老師的時候是在分享會，覺得「天吶，怎麼會有頻率這麼溫柔，完全不會讓人感覺氣場高到有距離感的人。」分享會沒多久就決定要報名師資培訓，這也要感謝引薦我的朋友，一路上她也陪伴我走過很多解不開的謎題，從分享會到一日工作坊又到師資培訓，真的有感到自己的身心狀態漸漸流動及放鬆。

過去有一段低潮期是很排斥接觸人群的，但從一開始上課會感到害怕、不安到現在是感覺非常放鬆、愉快。小洳老師及學姊們在上課的時候隨時都會照顧每個人的狀態，讓人感到非常安心。

以前很容易因為忙碌而忽略自己、甚至會常常用不開心或壓抑的方式解決問題，因為小洳老師引導開始漸漸學習用正確的方式來照顧自己，讓自己的情緒不再冰凍。

最後我想跟自己說：「辛苦了！現在我開始懂得照顧妳，我會慢慢學習，感謝妳等我到現在。」非常感謝有情緒花園這個平台，給大家無限支持與溫柔的力量。

⑨ 身體其實就是心靈的一面鏡子

高雄市・靈氣老師 **橘子**

接觸身心療癒的領域也有幾年的時間，深知心靈的問題會反應在身體上，但有時看得到的身體問題又很難直接聯想到跟心靈的關聯，這次在情緒花園的課程中終於找到答案了！藉由判診的技巧很容易可以看出所以然，得到的反饋也都是正面的，著實讓我增加了不少的信心。判診的觀念融合了全息理論、情緒對應、中醫的基礎理論，因此在學習上是可以很有邏輯與條理的。

花晶花霜特調，每天都要好好照顧自己，其實在想照顧別人之前，必須先好好地把自己照顧好，還記得老師在課堂上曾說：「療癒師不要把目標設定在幫助別人，而是先幫助自己，自己的能量若是高頻的自然就會有療癒的頻率。」這句話深深地改變了我的觀點，在做助人工作的時候總是會想著要怎麼幫助別人，常常會不小心給自己太多壓力或是承接不屬於自己的情緒，到最後總會感覺疲倦，讓自己的療癒品質打了點折扣。

而且花晶的能量真的可以很快地被看見，輕敷上去身體的形狀軟硬鬆緊很快就有變化，再好好陪伴自己的感受，有些情緒終於可以被看見，才能有更多流動與釋放的機會。

身心療癒的領域真的很廣泛，說真的在四天之內也很難囊括所有的內容，情緒花園提供學員永續複訓的權利，雖然才上完兩堂課，發現緊接著又有好多複訓的機會可以參與。能得到學習的保障，也能共振出更好的頻率。

⑩陪伴身體是一輩子的事

高雄市．華語老師 Kimi

感謝小澌老師和學姊帶我走進花晶療癒的世界。不論上課、下課，老師的每一個眼神、每一個肢體的律動、每一句溫柔輕聲的叮嚀，都深深觸動了我，我的細胞和我的心，尤其是那頑固的大腦。

我常幫心愛的物品取可愛的名字，給它生命當我最親愛的伴侶，有了這些物質的陪伴以為就能填滿或取代一切，殊不知這是在逃避。這行為讓我嚴重忽略了自己的身體，「她」開始呼喊著：腳好痛、肩膀好痠、腰挺不起來了、頭痛得想吐、救救我！此時此刻，我看見了，感覺到了，不能再遺棄她了，我想告訴她：我在這裡，我陪妳！

陪伴她的第一步：察覺。由於慣性逃避的關係，我的感知能力下降，對於身體的警示麻木。老師提醒我們不要把焦點放在事件上，要趕緊回到身體，觀察身體和心的感覺（情緒）：哪個部位痛、痲、痠、腫脹、左右是否對稱、皮膚色澤的明暗度如何，心又是什麼感覺？有什麼樣的情緒？是恐懼、嫉妒、害怕、憤怒、委屈、孤單、緊張、失望、難過、不安，還是愧疚、挫折、煩悶、擔心、討厭呢？

陪伴她的第二步：花晶輕撫。每種花晶都有著不同的能量，課堂上老師使用了各種不同的花晶，再加上花霜，輕輕撫按著我們需要療癒和照顧的肌膚，原來愛她是不能強壓強按的，我懂了！我想她就是個小小孩，需要小心、細心、耐心、不厭其煩的照顧和陪伴，而且是一輩子的陪伴。

⑪ 為自己負責，創造新的道路

不正常人類療癒所籌備處　暴走克萊兒

帶著滿滿的感謝，覺得自己何其有幸，在不同的時間遇到不同的領航者，一步步帶著我走到現在，尤其這段過程真的非常痛苦，這群人時常會戳進痛點，卻伴隨著支持，讓人又愛又恨！療癒始終是選擇，拋開固執的自己不容易，我願意給自己機會成為真正為自己負責的人，為自己創造新的道路。

今年度開始嘗試參加身心靈課程，坦白說，以前我很排斥參與這類活動，覺得那很像戒酒會，不是掏心掏肺講自己的故事，就是灑狗血的戲劇性演出，這些人都是陌生人，我為什麼要這麼做？

來到課程中第一個注意到的是，發現自己並不特別，每個人都有自己的故事跟難題，因為不熟悉更能專注在自身的課題。

第二是，當自己可以卸下對陌生人的防衛，周圍的陌生人也成為絕佳的保護，因為在那裡沒有人認識我，我所說的每句話沒有針對性，可以沒有顧慮，如果產生顧慮，也反應對自己的框架跟設限，反而提供很好的覺察素材。

這幾年很少人知道，我經歷的內在風暴，我覺得最可怕的是作為一位母親，我漸漸走向極端與失能，失去控制與理智讓我無法提供孩子庇護，甚至感受到自己的對孩子厭惡、冷眼看待、暴力衝動！是的，我生病了，我必須提醒自己開始正視自己的問題，給自己疏通壓力的機會！很幸運，從身邊的朋友了解身心靈療癒的目的和概念，也從她身上清楚看到幫助，於是才能有機會開始療癒的路。

開始療癒後，才了解自己面對壓力的生存模式就是切斷感受，連帶使得孩子也切斷感受，多數的情緒表達只有憤怒，其實跟自己非常相似，我對自己諸多看法跟不允許也連帶投射在孩子身上。老師說，所有的關係都是反應跟自己的關係，唯一的方法就是跟自己的內在小孩和解，是呀，我若不照顧好自己、愛自己，怎麼有能力去愛呢？

心裡的空間釋放出來了，對孩子的所有也就能夠接納看待！孩子一樣皮，一樣會闖禍，但已經能容納孩子的本質，所有情緒停留在當下，該有訓斥仍在，不謾罵、不貼標籤，孩子也就能感受父母的生氣是一時的，不是不愛我！接受越線了就會被處罰。對於媽媽的改變，他們用甜美的笑容讓我知道，療癒自己是多麼值得，因為學習療癒讓我更有能量消化困難，更有力量牽著他們的手，成為他們的後盾！

⑫ 看見自己的不完美，越活越輕鬆

桃園市．教學設計 77

四天的療癒課程，簡直是比我過去二十多年都還更認識我自己。擁抱自己的不完美、接受自己的破碎、看見自己的努力。用力一定到不了。在不斷看見、不斷清理中，我要越活越輕鬆。

「貼標籤練習」讓我印象最深，發現所有的標籤都是自己貼上去的。縱使是別人幫你貼的，你還會因為怕掉下來，用手幫忙把它牢牢貼好，然後別人還會忘記他在你這裡貼了什麼。

一切都是我在評價我自己，是我把別人說的話沉重的扛在肩上，對方也許早就忘記。

雖然一定還是會不小心走進原本的限制、用過去的方式在看待事情、定義自己。但是我已經有能力「發現」了，我能看見、我能關照我自己。

⑬ 做回自己，擁有真正的自在快樂與豐盛美好

台北市・索菲亞心靈花園花晶療癒師　黃紹頤

參與情緒花園的療癒師培訓課程是我的人生轉捩點。

當時的我年近五十，在公務體系服務，外人看來羨慕，但我深知這樣的人生不是自己想要的，卻卡在金錢恐懼、生存恐懼中動彈不得。長期的壓力與情緒壓抑，導致自律神經失調引發的各種身體症狀讓身心備受煎熬。除了醫療，我也一直在不甘心與怨懟中找尋解藥。透過好友介紹，參加情緒花園的第一屆療癒師培訓。

小洳老師有一種溫柔的力量，讓敏感、容易焦慮、不安，與人的關係總保持一定的距離的我可以放下心防，接受課程中的帶領，同時透過澳洲花晶的能量輔助，我在黑暗、恐懼、茫然中感受到很久未有的平安、感動，彷彿找到回家的路了。

情緒花園辦學的承諾，只要學員有意願轉化自己，想為自己創造真正適合自己的人生，小洳老師都願意傾全力一路陪伴、支持。因為認同、喜歡，我認真地參與課程，重新學習覺察身心的各種症狀、情緒，學會跟自己好好相處，療癒自己，不再用忙碌的工作、各種活動來逃避因為父母親離世，結束婚姻，內心難以言喻的孤獨和無力感。

如今，我已成為專職澳洲花晶療癒師，同時也加入情緒花園澳洲花晶療癒學院夥伴群，參與支持、陪伴與服務學員。何其有幸遇見小洳老師和情緒花園，讓我五十歲開始能夠做回我自己，擁有真正的自在和快樂、豐盛美好。

14 成為豐盛且真實的自己

台北市・澳洲花晶療癒師／由設計負責人 **謝巧媛**

遇到澳洲花晶參與情緒花園療癒師培訓課程之前，可以用「踩著風火輪與凡事要求盡善盡美的小辣椒」來描寫我自己。

那時的我正執行籌備各式各樣的國內外音樂活動、比賽，每日跟公部門、民間組織、國內外表演團體多方聯繫討論，二十四小時高速運轉，同時也還需要當空中飛人來回台灣與歐洲之間。看似人人羨慕亮麗光鮮的生活，實則是強迫自己每日戴上微笑面具，底下卻有很多吞忍、說不出口的疲累，而情緒更是起起伏伏大起大落。不到兩年的時間身體陸續的出現發炎警訊、呼吸不順、頭髮變得乾澀稀疏，一連串的狀態讓我發現再這樣下去，身體崩壞的時間會很快的到來。因緣際會之下經由按摩師介紹認識澳洲花晶，開啟我與情緒花園的緣分。

依然記得第一次踏入情緒花園參與花晶療癒師培訓的課程時，小洫老師的手輕柔觸碰在我的背上，瞬間一股溫暖感動的感受湧上心頭，眼淚止不住的一直掉，小洳老師沒有多說也沒有請我停止，僅在一旁靜靜的陪伴，讓長期處在焦慮緊張的我，第一次能夠在陌生的環境裡感到安心，坦然面對自己脆弱的另外一面。

隨著花晶療癒師培訓課程的深入與練習，從切斷身體的感受、忽略照顧身體、常常以內疚自責甚至是委屈討好的方式來應對進退，到現在能了解外在的問題都不是問題，是內心投受吸引過來的，同時也能坦然的誠實面對自己內心真正的渴求，並且承擔自己每一次做出的選擇。這個歷程讓我學會好好跟自己相處、能時時刻刻覺察信念，勇敢取捨自己心之嚮往的事物，不再以七葷八素的瞎忙作為逃避自我的手段。

感謝小洳老師與情緒花園一路上的陪伴與指引，讓我打破慣性思維、踏上身心整合的道路，敞開心扉迎接最豐盛與真實的自己。

⑮ 高速精準接地氣的花晶療癒

台北市・悠萃齋經絡芳療療癒師 Kira

認識小洳老師兩年，一開始被她溫柔精準的回應以及宏大的願心給「收服」，這時候的她是導師；接著受到她諸多支持而奮力擴展，這時候的她是教練及領袖。不管是哪個角色，她都恰如其分活出最高能量的版本，如同花晶一樣，就是「高速」與「精準」，而且很接地氣。

跨入身心靈學習領域十多年，遇過不少有德行或是能力高強的老師帶領，在經絡、中醫入門及芳香療法也都深入學習，但一直未能整合應用。直到進入情緒花園第八屆花晶療癒師培訓班學習一年多，透過自己及個案反覆驗證「從身體陪伴心靈印記」的直效，才完整了心目中最理想的身心療癒藍圖。

我能從一個奮力燃燒生命、過勞的身體工作者，逐漸轉為透過身體協助個案舒緩身心靈的花晶療癒師，小洳老師的帶領與提點絕對居功厥偉。甚至我敢說，八成以上的身心靈書籍所寫的內容，在情緒花園的學習中都能整合且具象化，而且無須追求神通，光是願意陪伴自己、照顧身體，就能迎回內在最強大的力量。

先前的我，經常被小沺老師一句溫柔又直接的提問，就直接射中從沒想過的核心關鍵，快速穿越諸多卡關課題，因此很樂見這本新書面世，讓芸芸眾生也能透過文字頻率共振意識轉化！

延伸閱讀推薦書目

1. 頻率療癒、花晶療癒的原理：《源場》、《無量之網》、《未來預演》、《心靈能量》。
2. 認識情緒的三大關鍵：《情緒跟你以為的不一樣》、《第七感》、《不只是憂鬱：心理治療師教你面對情緒根源，告別憂鬱，釋放壓力》。
3. 身心療癒的原理：《心靈的傷，身體會記住》（*The Body Keeps The Score* 中文版，by Bessel van der Kolk）、《解鎖：創傷療癒地圖》、《療癒，從感受情緒開始：傷痛沒有特效藥，勇於面對情緒浪潮，就是最好的處方箋》、《身體知道答案》、《五種傷五種假面》、《身體的祕密語言》。

Beautiful Life 78

花鑰心流 解鎖情緒印記，從身體契入心靈，活出幸福有力量的生命

作者——倪英淑
責任編輯——何若文
特約編輯——連秋香
美術設計——謝富智
花晶圖片攝影及提供者——標緻卓越有限公司、情緒花園有限公司
版權——吳亭儀、江欣瑜、林易萱
行銷業務——黃崇華、賴正祐、郭盈均、賴玉嵐

總編輯——何宜珍
總經理——彭之琬
事業群總經理——黃淑貞
發行人——何飛鵬
法律顧問——元禾法律事務所 王子文律師
出版——商周出版
台北市104中山區民生東路二段141號9樓
電話：(02) 2500-7008 傳真：(02) 2500-7759
E-mail：bwp.service@cite.com.tw
Blog：http://bwp25007008.pixnet.net./blog
發行——英屬蓋曼群島商家庭傳媒股份有限公司城邦分公司
台北市104中山區民生東路二段141號2樓
書虫客服專線：(02)2500-7718、(02) 2500-7719
服務時間：週一至週五上午09:30-12:00；下午13:30-17:00
24小時傳真專線：(02) 2500-1990；(02) 2500-1991
劃撥帳號：19863813 戶名：書虫股份有限公司
讀者服務信箱：service@readingclub.com.tw
城邦讀書花園：www.cite.com.tw
香港發行所——城邦(香港)出版集團有限公司
香港灣仔駱克道193號超商業中心1樓
電話：(852) 25086231傳真：(852) 25789337
E-mailL：hkcite@biznetvigator.com
馬新發行所——城邦(馬新)出版集團【Cité (M) Sdn. Bhd】
41, Jalan Radin Anum, Bandar Baru Sri Petaling,
57000 Kuala Lumpur, Malaysia.
電話：(603)90578822 傳真：(603)90576622
E-mail：cite@cite.com.my

封面設計——copy
印刷——卡樂彩色製版印刷有限公司
經銷商——聯合發行股份有限公司 電話：(02)2917-8022 傳真：(02)2911-0053

2022年09月01日初版
定價440元 Printed in Taiwan
ISBN 978-626-318-410-7
ISBN 978-626-318-420-6（EPUB）

城邦讀書花園 www.cite.com.tw

國家圖書館出版品預行編目(CIP)資料

花鑰心流：解鎖情緒印記,從身體契入心靈,活出幸福有力量的生命/倪英淑著.
-- 初版. -- 臺北市：商周出版：英屬蓋曼群島商家庭傳媒股份有限公司城邦分公司發行, 民111.09
296面；17*23公分. -- (Beautiful life；78) ISBN 978-626-318-410-7(平裝)

1. CST：自然療法 2. CST：心靈療法 418.995 111013209

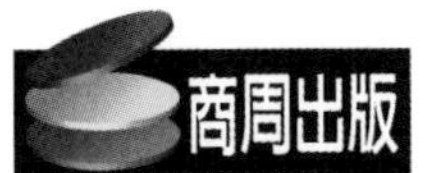

廣 告 回 函
北區郵政管理登記證
台北廣字第000791號
郵資已付，免貼郵票

104台北市民生東路二段 141 號 B1

英屬蓋曼群島商家庭傳媒股份有限公司
城邦分公司

請沿虛線對摺，謝謝！

書號： BB7078　**書名：** 花鑰心流　**編碼：**

請於此處用膠水黏貼

線上版讀者回函卡

讀者回函卡

感謝您購買我們出版的書籍！請費心填寫此回函卡，我們將不定期寄上城邦集團最新的出版訊息。

姓名：＿＿＿＿＿＿＿＿＿＿ 性別：□男 □女

生日：西元＿＿＿＿年＿＿＿＿月＿＿＿＿日

地址：＿＿＿＿＿＿＿＿＿＿

聯絡電話：＿＿＿＿＿＿ 傳真：＿＿＿＿＿＿

E-mail ：

學歷：□ 1. 小學 □ 2. 國中 □ 3. 高中 □ 4. 大學 □ 5. 研究所以上

職業：□ 1. 學生 □ 2. 軍公教 □ 3. 服務 □ 4. 金融 □ 5. 製造 □ 6. 資訊

□ 7. 傳播 □ 8. 自由業 □ 9. 農漁牧 □ 10. 家管 □ 11. 退休

□ 12. 其他＿＿＿＿＿＿

您從何種方式得知本書消息？

□ 1. 書店 □ 2. 網路 □ 3. 報紙 □ 4. 雜誌 □ 5. 廣播 □ 6. 電視

□ 7. 親友推薦 □ 8. 其他＿＿＿＿＿＿

您通常以何種方式購書？

□ 1. 書店 □ 2. 網路 □ 3. 傳真訂購 □ 4. 郵局劃撥 □ 5. 其他＿＿＿＿

您喜歡閱讀那些類別的書籍？

□ 1. 財經商業 □ 2. 自然科學 □ 3. 歷史 □ 4. 法律 □ 5. 文學

□ 6. 休閒旅遊 □ 7. 小說 □ 8. 人物傳記 □ 9. 生活、勵志 □ 10. 其他

對我們的建議：＿＿＿＿＿＿＿＿＿＿

＿＿＿＿＿＿＿＿＿＿

＿＿＿＿＿＿＿＿＿＿

【為提供訂購、行銷、客戶管理或其他合於營業登記項目或章程所定業務之目的，城邦出版人集團（即英屬蓋曼群島商家庭傳媒（股）公司城邦分公司、城邦文化事業（股）公司），於本集團之營運期間及地區內，將以電郵、傳真、電話、簡訊、郵寄或其他公告方式利用您提供之資料（資料類別：C001、C002、C003、C011 等）。利用對象除本集團外，亦可能包括相關服務的協力機構。如您有依個資法第三條或其他需服務之處，得致電本公司客服中心電話 02-25007718 請求協助。相關資料如為非必要項目，不提供亦不影響您的權益。】

1.C001 辨識個人者：如消費者之姓名、地址、電話、電子郵件等資訊。
2.C002 辨識財務者：如信用卡或轉帳帳戶資訊。
3.C003 政府資料中之辨識者：如身分證字號或護照號碼（外國人）。
4.C011 個人描述：如性別、國籍、出生年月日。

請於此處用膠水黏貼